Olufarati Falohun
Ayinde Sadiq

Eficácia da ivermectina e do amitraz em caprinos, naturalmente infestados pelo homem

Olufarati Falohun
Ayinde Sadiq

Eficácia da ivermectina e do amitraz em caprinos, naturalmente infestados pelo homem

ScienciaScripts

Imprint

Cover image: www.ingimage.com

This book is a translation from the original published under ISBN 978-3-659-84741-7.

Publisher:
Sciencia Scripts
is a trademark of
Dodo Books Indian Ocean Ltd. and OmniScriptum S.R.L publishing group

120 High Road, East Finchley, London, N2 9ED, United Kingdom
Str. Armeneasca 28/1, office 1, Chisinau MD-2012, Republic of Moldova, Europe
Printed at: see last page
ISBN: 978-620-8-32256-4

ÍNDICE DE CONTEÚDOS

Este trabalho é dedicado ao Deus Altíssimo e também ao Engr. e à Sra. M.A.O Falohun.

RECONHECIMENTO

Adoro o Altíssimo DEUS por me ter concedido a graça invulgar de concluir este trabalho.

Se não fosse DEUS que estava do meu lado.

Devo agradecer muito ao meu mentor e supervisor, Dr. N.A. Sadiq, por me ter orientado ao longo deste trabalho. Trata-se de uma personalidade experiente, estável e compreensiva, que possui um vasto conhecimento em Parasitologia Veterinária.

Gostaria de agradecer aos meus pais, Engr. e Sra. M.A.O. Falohun, pelo seu apoio moral e financeiro durante a realização deste trabalho. As vossas orações fizeram-me continuar a trabalhar. Não sei o que seria de mim sem os meus pais que rezam.

A minha sincera gratidão vai para todos os membros do pessoal do Departamento de Microbiologia Veterinária e Parasitologia da Universidade de Ibadan pela sua generosidade em me afetar e equipar como parasitologista para enfrentar os desafios futuros da vida.

O meu apreço especial vai para o Prof. O.A. Akinboade, Prof. J.O. Adejinmi, Prof. B.O. Fagbemi, Dr. O.A. Adediran, Dr. I.O. Ademola, Dr. A.D. Ayinmode e Dr. D.O. Oluwayelu. Graças a Deus, obedeci ao meu conselheiro e vim para esta Universidade para passar por todos vós.

Dr. E.T. Onyiche, Sr. 0.0. Obebe, a Sra. Ayo James, a Sra. Olatunji e a Sra. Adelayo O. Ojo, estou-lhe grato.

RESUMO

A eficácia da ivermectina sistémica e do amitraz tópico foi testada e comparada em cabras anãs da África Ocidental naturalmente infestadas com sarna sarcóptica. Um total de treze cabras WAD naturalmente infestadas foram compradas em diferentes aldeias de Ibadan e foram divididas em três grupos. O grupo A, composto por cinco cabras, foi tratado com ivermectina a 1% numa dose de 0,2mg/kg, o grupo B, também composto por cinco cabras, foi tratado com Amitraz tópico a 0,05%, enquanto o grupo C, composto por três cabras, recebeu água destilada como controlo. Os três grupos foram tratados com um intervalo de 2 semanas e as amostras, incluindo sangue total, soro e raspagens de pele, foram recolhidas

3 dias antes do tratamento e 3 vezes por tratamento, enquanto as biópsias de pele foram recolhidas com um intervalo de uma semana.

A presença de ácaros e dos túneis que estes criam na pele foi confirmada através do exame microscópico de raspagens de pele tratadas com KOH e da secção histológica de biopsias de pele. O número de ácaros foi estimado e a hematologia, bioquímica, histopatologia e lesões grosseiras foram avaliadas em cada grupo antes do tratamento e com um intervalo de aproximadamente 3 dias durante o tratamento. Foi registada uma redução consistentemente maior no número de ácaros e na altura e diâmetro dos túneis epidérmicos, mais cedo e mais rapidamente após o tratamento com ivermectina, em comparação com o tratamento com amitraz, uma vez que as cabras tratadas com ivermectina mostraram uma melhoria rápida na cicatrização de lesões grosseiras, no crescimento de pêlos na pele e nos parâmetros hematológicos e bioquímicos.

Registou-se uma redução significativa ($p<0,05$) na contagem de ácaros de um nível de pré-tratamento de 49,40±17,36 para 25,50±4,17 no dia 7 do primeiro tratamento, enquanto a contagem de ovos de ácaros também reduziu significativamente ($p<0,05$) do nível de pré-tratamento de 20,20±6,26 para 4,50±1.85 no 11º dia do primeiro tratamento e todos os ácaros foram totalmente eliminados no 11º dia do segundo tratamento, enquanto a altura e o diâmetro do túnel epidérmico também diminuíram significativamente na 4ª semana de tratamento com ivermectina no grupo A. Os parâmetros hematológicos e bioquímicos mostraram uma melhoria significativa após o segundo tratamento com ivermectina.

Foi observada uma redução significativa semelhante ($P<0,05$) na contagem de ácaros adultos e na contagem de ovos de ácaros após o tratamento com amitraz, mas com um efeito mais lento. Também foi observada uma redução nos túneis epidérmicos, uma vez que a altura do túnel diminuiu de um valor pré-tratamento de 239,00±44,64pm para 190.00±21,60pm e o diâmetro do túnel de 256,70±38,86pm para 115,00±37,80pm na semana 7, enquanto todos os ácaros e seus ovos foram completamente eliminados no dia 3 do quarto tratamento no grupo B. Duas cabras do grupo B mostraram sinais de toxicidade após o terceiro e quarto tratamento com amitraz. Os parâmetros hematológicos e bioquímicos diminuíram significativamente após o segundo e o terceiro tratamento com amitraz.

Concluindo, a ivermectina sistémica é segura e preferível, uma vez que a sua utilização produziu um resultado mais rápido do que o amitraz tópico, uma vez que estes produtos químicos tópicos (acaricidas) tendem a ser propensos à resistência, produzem efeitos tóxicos, são de aplicação fastidiosa e também apresentam riscos para a saúde humana.

Palavras chave: Sarna sarcóptica, cabras WAD, Ivermectina , Amitraz , Histopatologia, Hematologia ,Bioquímica

Capítulo 1

1.0 INTRODUÇÃO

Os caprinos, enquanto pequenos ruminantes, são animais domésticos importantes nos sistemas pecuários tropicais. Gozam de uma distribuição mais ampla e de um maior dinamismo dos rebanhos do que outras espécies pecuárias em África. Na Nigéria, estão integrados na vida social e cerimonial de uma forma inigualável por outras espécies animais (FDLPCS, 1992).

A produção de caprinos nos países em desenvolvimento, como a Nigéria, é afetada por uma série de limitações, como a falta de saúde, que resulta na propagação de infecções como a sarna. A sarna é uma doença contagiosa dos animais e do homem (Scabie) causada pela infestação de ácaros, que danifica a pele e as peles, reduzindo assim a sua qualidade. (Blood *et al.,* 1983; Oladeji, 2006).

Os ácaros da sarna são os ectoparasitas mais conhecidos dos caprinos e são responsáveis por grandes perdas económicas, especialmente nas zonas húmidas da África Ocidental (Akinboade, 1982; Akomas *et al.*,2011)

Os ácaros da sarna são principalmente de quatro tipos, ou seja, sarcópticos, coriópticos, psorópticos e demodécicos. Na cabra, *Sarcoptes spp.* é uma causa importante de sarna que provoca dermatite com comichão, prurido intenso e hiperqueratose, devido à qual estes animais perdem muito do tempo de pastagem e, consequentemente, perdem a condição corporal geral (Radostits *et al,* 1994; Adejinmi *et al,* 2000; Akomas *et al.,* 2011).

Clinicamente, observa-se anemia, emaciação e leucocitose (Adejinmi *et al., 2000;* Hafeez *et al.,* 2007; Nwoha, 2011). Mais tarde, aparecem vesículas e pápulas, a pele fica espessada, coberta de crostas pálidas e a lã perde-se (Radostits *et al.,* 1994).

A doença predispõe os animais a outras infecções bacterianas e virais e tem também importância zoonótica, uma vez que a infeção pode ser transferida para os seres humanos durante a criação (Dominguez *et al.,* 1977). O diagnóstico da sarna baseia-se geralmente na deteção de ácaros em raspagens da pele (Anane *et al.,* 2007).

A ivermectina, um acaricida de lactona macrocíclica, mostrou uma melhoria notável em cabras infestadas com sarna sarcóptica quando tratadas com uma dosagem de 0,2mg/kg (Okewole, 1997: Alayande *et al,* 2002: Akomas *et al.,* 2011). O tratamento com ivermectina também demonstrou reduzir a prevalência e a intensidade do parasitismo em cabras anãs da África Ocidental (Daramola *et al, 2003).*

A ivermectina livra efetivamente a pele das cabras da infestação de ácaros da sarna, aliviando-as assim dos efeitos adversos dos ácaros, especialmente no sangue (Akomas *et al,* 2011).

O amitraz, um acaricida de formamidina que ativa o recetor de octopamina nos artrópodes, levando a um aumento da atividade nervosa, demonstrou ser eficaz no tratamento da sarna nos animais (Taralloital, 2009).

As cabras infestadas com ácaros da sarna recuperam das lesões cutâneas quando tratadas semanalmente com spray de amitraz a 0,005% como aplicação tópica durante 3 semanas consecutivas e as raspagens são geralmente negativas para ácaros após 3 dias da última pulverização (Sreedevi *et al.,* 2012).

1.1 OBJECTIVO PRINCIPAL

T para comparar os efeitos da ivermectina e do amitraz em cabras anãs da África Ocidental (WAD) naturalmente infestadas com ácaros da sarna.

1.2 OBJECTIVOS ESPECÍFICOS

Identificar as espécies de ácaros que infestam as cabras anãs da África Ocidental em Ibadan.

Avaliar o efeito do ácaro na pele, de forma grosseira e histológica, e também o efeito nos parâmetros hematológicos e bioquímicos destes animais.

Determinar o efeito da ivermectina e do amitraz no tratamento da sarna em cabras WAD.

Comparar os efeitos do tratamento com ivermectina e amitraz da sarna em cabras WAD.

1.3 JUSTIFICAÇÃO

O maneio dos caprinos nas regiões tropicais húmidas predispõe-nos normalmente à infestação por ácaros da sarna (Akomas *et al.,* 2011), o que é preocupante e difícil de tratar (Okewole, 1997). Na Nigéria, a sarna tornou-se um dos factores limitantes da produção de caprinos e qualquer prática para controlar esta doença será uma prática pecuária bem-vinda. Daí a necessidade de um estudo para determinar, e depois comparar, os efeitos do tratamento sistémico e tópico da infestação por sarna nos caprinos.

Capítulo 2

2. 0REVISÃO DA LITERATURA

2.1 CABRAS

As cabras estão a tornar-se cada vez mais uma fonte importante de proteínas animais na Nigéria, contribuindo com mais de 30% do consumo total de carne no país. A produção de carne de caprino foi estimada em 100 000 toneladas em 1965 e 163 000 toneladas em 1980 (McClintock, 1983). Na Nigéria, as cabras desempenham um papel socioeconómico significativo na vida de muitas pessoas, são abatidas durante cerimónias e festivais e servem como fonte de dinheiro para os pequenos agricultores. A pele da cabra vermelha de Sokoto é bem conhecida pela sua qualidade superior e pelo elevado prémio que tem no mercado mundial.

A cabra doméstica é um dos primeiros animais domesticados pelo homem. Estão distribuídas por todo o mundo, com maior concentração nas zonas tropicais (Dicerbo *et al.,* 2010). A população mundial de caprinos em 2004 foi estimada em mais de 743 milhões, dos quais a maioria se encontrava em países em desenvolvimento (Galan, 2005; Dicerbo *et al.,* 2010).

Os caprinos são bons produtores de carne para consumo humano. Os animais são excelentes produtores de carne, tendo em conta os seus curtos intervalos de geração e a ausência de tabus religiosos associados à sua carne. A carne de cabra, chamada chevon, é uma fonte rica de proteínas e pode ajudar a colmatar a falta de nutrição proteica entre os consumidores (Ozung *et al.,* 2011). Está documentado que as cabras são os principais pequenos ruminantes domesticados em termos de produção de alimentos e produtos fibrosos (Win rock, 1983).

O leite de cabra é o principal produto caprino no mercado e está frequentemente associado à exploração de pastagens ocasionais e à compra de alimentos. Os efectivos leiteiros maiores são mantidos em condições mais intensivas, com a utilização de forragens e cereais produzidos na exploração (

Niznikowskin *et al.,* 1998). Este atributo pode dever-se, em parte, às menores necessidades alimentares em comparação com os bovinos, devido ao seu tamanho corporal (Okunlola *et al,* 2010).

As cabras são frequentemente a principal fonte de carne diária e são utilizadas em festividades cerimoniais em todo o país. O intestino de uma cabra é utilizado para fazer tripa, que ainda é usada como material para suturas cirúrgicas internas humanas e cordas para instrumentos musicais. A cabra também produz uma quantidade considerável de estrume, que é de especial importância nas zonas onde o gado é menos importante (Nawathe *et al,* 1985).

As cabras têm uma ampla distribuição na Nigéria e a distribuição é tal que cerca de 3-5 cabras são mantidas por agregado familiar na parte sul da Nigéria e até dez por agregado familiar na parte norte do país (Adegbola, 2002). Os benefícios derivados das cabras nas regiões tropicais estão muito abaixo do esperado devido principalmente à baixa produtividade e isto deve-se a numerosos factores dos quais a doença é o mais importante (Akerejola *et al,* 1979).

As cabras são uma importante fonte de carne, leite ou lã em todo o mundo. Dos 475 milhões de cabras existentes no mundo, 95% estão localizadas em países em desenvolvimento. A carne de cabra é uma importante fonte de proteínas e o leite de cabra é mais fácil de digerir para algumas pessoas. As cabras proporcionam emprego e rendimento às pessoas que vivem em comunidades rurais e são importantes para as economias de alguns países.

As cabras não competem com as pessoas, os porcos ou as aves de capoeira pela alimentação, porque podem produzir apenas com forragem e necessitam de poucos cereais ou concentrados para uma boa produção. Nos trópicos, os pequenos ruminantes produzem cerca do dobro da carne por unidade animal do que os bovinos (Terrill, 1983).

As cabras são criadas principalmente para quatro funções, nomeadamente: Carne, leite, pele e lã, de acordo com a ordem de importância.

Devido à sua alta fertilidade, ao curto intervalo entre gerações e à sua adaptação mesmo em ambientes difíceis, as cabras são consideradas como investimentos e seguros para fornecerem rendimentos para a compra de alimentos durante as épocas de fracasso das colheitas e para satisfazerem as compras sazonais tais como sementes melhoradas, fertilizantes e medicamentos para as famílias rurais (Demessies *et al,*

2000) Embora as aves de capoeira tenham sido consideradas como as fontes mais rentáveis de produção de carne em muitas partes de África, existe, no entanto, uma consciência crescente entre cientistas e agricultores sobre a necessidade de explorar o potencial de produção das cabras que até agora têm sido negligenciadas em comparação com o gado bovino, suínos e aves de capoeira (Obinne *et al,* 2006).

As cabras estão amplamente distribuídas na Nigéria em zonas rurais, urbanas e peri-urbanas, representando cerca de 63,7% do total de animais domésticos em pastoreio na Nigéria (Gefu, 2002). Os pequenos ruminantes continuam a ser populares entre a população rural e as pessoas com poucos recursos.

2.2 GESTÃO AMBIENTAL E PECUÁRIA

Os caprinos utilizados na investigação e no ensino podem ser produzidos e geridos numa grande variedade de condições ambientais, incluindo edifícios total ou parcialmente fechados, terrenos secos, pastagens e pastagens remotas. Independentemente do ambiente de produção, o sistema de maneio deveria ser adequado aos objectivos de investigação ou de ensino e deveria garantir que os animais são tratados adequadamente. Devido à sua adaptabilidade e ao valor isolante da lã e do pelo, pode não ser necessário um abrigo artificial para as cabras. As necessidades específicas do sítio em termos de abrigos artificiais deveriam ter em conta a geografia, o ambiente e o clima locais e os extremos de temperatura previstos. Para se abrigarem do vento, do frio ou do sol, as cabras procuram normalmente abrigar-se perto de terrenos e estruturas, tais como árvores, arbustos, vales, rochedos, cumes e quebra-ventos artificiais. Os efeitos do vento podem ser previstos para os pequenos ruminantes (Ames e Insley, 1975).

2.3 RAÇAS COMUNS DE CAPRINOS EXISTENTES NA NIGÉRIA.

A zona húmida tem níveis variáveis de desafio da mosca tsé-tsé e, por conseguinte, a produção de pequenos ruminantes é limitada às raças que podem tolerar a tripanossomíase transmitida pela mosca tsé-tsé. Por conseguinte, a zona suporta raças de cabras anãs da África Ocidental tolerantes à tripanotolerância. Na savana e na zona semi-árida, as raças de grande porte e de pernas longas desenvolvem-se bem. Estas são as cabras de Sokoto Vermelho e Sahel. Pensa-se que as cabras castanhas de Kano e as cabras brancas de Borno são estirpes de Sokoto Vermelho (Adu e Ngere, 1979).

2.4 ECTOPARASITAS DO CAPRINO

Os problemas mais importantes que resultam em produtos de pele e couro de má qualidade são os parasitas externos, tais como piolhos, carraças, carraças, pulgas e ácaros da sarna que causam lesões visíveis na pelagem (Mullen e Durden, 2002; Pugh, 2002). O seu resultado final pode ser a mortalidade, a diminuição da produtividade e da reprodução, a desclassificação e a rejeição das peles. Os parasitas externos são um problema tanto nos sistemas de produção animal extensivos como intensivos (Phillips, 2005).

As doenças de pele causadas por ectoparasitas contam-se entre as principais doenças dos pequenos ruminantes, causando graves perdas económicas aos pequenos agricultores, às indústrias de curtumes e aos países em geral. Essas doenças de pele causam mortalidade, diminuição da produção e da reprodução e desclassificação e rejeição de peles e couros. De acordo com o relatório das fábricas de curtumes, as doenças de pele devidas a parasitas externos causam 35% de rejeição de pele de ovelha e 56% de rejeição de pele de cabra, respetivamente (Bayou, 1998)

2.5 INFESTAÇÃO POR SARNAS EM PEQUENOS RUMINANTES

A sarna, uma doença contagiosa dos animais causada por ácaros parasitas, é caracterizada por uma variedade de sinais clínicos, dependendo da espécie de ácaro. Quatro géneros de ácaros parasitas podem causar sarna nos caprinos *(Chorioptes, Demodex, Psoroptes e Sarcoptes*), todos eles demonstrando um elevado grau de especificidade em relação ao hospedeiro (Aitken, 2007).

2.5.1 **Sarna sarcóptica**

A sarna sarcóptica é uma infestação crónica que pode afetar grandes áreas do corpo e é a causa mais comum de sarna nos caprinos. É causada pelo *Sarcoptes scabiei var caprae* e encontra-se nas partes do corpo com pouco pelo, como a cara e as orelhas. Os ácaros penetram na epiderme e alimentam-se de fluidos dos tecidos, o que provoca irritação e consequente coçar, levando a inflamação e exsudação que formam crostas. Espécies de *Demodex*, que parasitam ligeiramente os folículos pilosos e as glândulas sebáceas dos pêlos primários em todo o corpo, com as populações mais elevadas a ocorrerem no pescoço, flancos e ombros (Aitken, 2007).

O Sarcoptes scabiei é oval, muito pequeno, medindo 0,2-0,4 mm de comprimento. O seu corpo está coberto por linhas finas e vários pêlos longos. O ácaro fêmea tem alguns espinhos curtos e rombos dispersos na superfície dorsal, que a ajudam a manter a sua posição dentro do túnel. Os ácaros não têm olhos e têm patas curtas e grossas, sendo que os dois primeiros pares em ambos os sexos e o quarto par nos machos terminam em estruturas especializadas chamadas ventosas que os ajudam a agarrar e a deslocar-se na superfície da pele. Os estádios imaturos (larvares) do ácaro da sarna são constituídos por um estádio larvar de seis patas, seguido de dois estádios ninfais que têm oito patas, e cada estádio assemelha-se ao ácaro adulto (Varma, 1993).

A sarna sarcóptica é uma das doenças de maior importância económica nos caprinos. Apesar das perdas substanciais infligidas por este ácaro, as medidas de controlo desenvolvidas contra os ectoparasitas são limitadas. Os meios de controlo da doença nos animais baseiam-se no tratamento dos animais afectados com acaricidas. No entanto, sabe-se que esta prática, especialmente no caso dos caprinos, não é satisfatória. A aplicação tópica de acaricidas não só é fastidiosa como também põe em perigo o pessoal que a aplica. Alguns acaricidas que foram utilizados durante muitos anos para tratar a sarna sarcóptica, como o Asuntol, já não estão disponíveis no mercado. É verdade que a ivermectina é eficaz e fácil de aplicar, mas este medicamento é demasiado caro para certos criadores de caprinos (Manurung *et al.*, 1990).

2.5.2 **Sarna psoróptica**

A sarna ovina é uma doença contagiosa, altamente pruriginosa, causada pelo ácaro Psoroptes ovis. É responsável por grandes perdas económicas e graves problemas de bem-estar. Os ovinos afectados desenvolvem lesões grandes, amareladas, escamosas e com crostas, acompanhadas de danos na lã e na pele. Em animais não tratados pode ocorrer emaciação e infecções bacterianas secundárias, as ovelhas grávidas dão à luz cordeiros mais pequenos e os cordeiros infestados podem perder rapidamente a condição e morrer. A sarna ovina é um problema de bem-estar animal devido à dor e à irritação causadas pelos ácaros (Kahn, 2006).

O Psoroptes ovis é um ácaro ectoparasita que não cresce, da família *Psoroptidae* (Ordem *Astigmata).* Os ácaros *Psoroptes* têm sido tradicionalmente separados em espécies com base no seu hospedeiro, nas preferências de local do corpo e na morfologia dos ácaros machos. Os ácaros nos corpos de ovinos, bovinos e outros ungulados foram designados *P. ovis,* os ácaros nas orelhas dos ovinos e nos coelhos foram designados *P. cuniculi.* Com base na análise genética, todos os ácaros *Psoroptes spp.* foram agora reclassificados numa única espécie, *Psoroptes ovis.* A variante *de P. ovis* que causa a sarna dos ovinos, uma doença grave, é de notificação obrigatória em muitos países (Van den Broek, 2003).

A sarna ovina foi erradicada da Austrália, Nova Zelândia, Escandinávia, Estados Unidos e Canadá, mas ainda pode ser encontrada em muitos outros países. A espécie *Psoroptes ovis* ocorre em todo o mundo, mesmo em países onde a sarna ovina não ocorre. Nos Estados Unidos, foi registada uma grave sarna psoróptica do corpo numa população selvagem de ovinos selvagens em 1978, mas parece ter desaparecido em 1997 (O'Brien,1999).

Nos ovinos, os ácaros *Psoroptes ovis* vivem na base do velo e alimentam-se de exsudados cutâneos. Este organismo passa todo o seu ciclo de vida num único hospedeiro; todas as fases - larvas, ninfas e adultos - alimentam-se do hospedeiro. O ciclo de vida é de aproximadamente 11 a 19 dias, do ovo ao adulto, em condições óptimas, e os ácaros adultos podem viver 40 dias. *O P. ovis* é altamente contagioso, e um único ácaro fêmea grávido pode estabelecer uma infestação. Este ácaro é geralmente transmitido por contacto direto entre animais, mas também pode ser disseminado em fómites como vedações e camiões (Foreyt,1997).As estimativas da sua sobrevivência no ambiente variam entre 5 dias e 7 semanas em várias condições. Uma fonte sugere que, embora os ácaros possam sobreviver fora do hospedeiro até 31 a 38 dias, só podem infestar os animais durante os primeiros 15 a 16 dias. A sobrevivência parece variar com a temperatura (os ácaros sobrevivem mais tempo quando está mais frio) e possivelmente com a variante/estirpe do ácaro. (Smith,1999).

As infestações *por P. ovis* são diagnosticadas através do exame microscópico de raspagens superficiais da pele. Estas raspagens devem ser efectuadas em mais do que uma área. Uma lupa pode ser útil para detetar áreas das lesões onde os ácaros ocorrem. As raspagens são feitas com uma cureta afiada ou um bisturi e devem ser retiradas dos bordos das lesões activas. O diagnóstico é mais difícil quando os ácaros estão em número reduzido, como durante o período de incubação, quando os animais estão a recuperar, quando os ácaros foram suprimidos por acaricidas. As raspagens são geralmente enriquecidas em ácaros através da adição de uma solução a 10% de hidróxido de potássio (KOH), o sedimento é colocado numa lâmina e examinado microscopicamente com uma ampliação de 10x. Os ácaros adultos são identificados por um pedículo de três segmentos e ventosas em forma de funil no primeiro e segundo pares de patas. As peças bucais são pontiagudas (Kahn *et al,* 2006)

2.5.3 Sarna Demodex

O Demodex ovis e *o Demodex caprae* têm caracteres distintos, ou seja, o corpo não peludo é alongado, os quatro pares de patas muito curtos estão situados anteriormente e o abdómen é estriado transversalmente.

2.6 CARACTERÍSTICAS MICROSCÓPICAS DOS ÁCAROS DA SARNA

Género	Caraterísticas das pernas		Ânus
	Fêmea poedeira	Masculino	
Sarcoptes	Sugador num talo longo e não articulado nos pares 1 e 2	Sugador num talo longo e não articulado nos pares 1,2 e 4	Terminal
Psoroptes	Ventosa sobre um longo pedúnculo articulado nos pares 1, 2 e 4.	Ventosa sobre um longo pedúnculo articulado nos	Terminal
Chorioptes	Chupa-chupa num talo curto e não articulado nos pares 1,2 e 4.	Chupador de dedo talo articulado nos pares 1,2,3 e 4.	Terminal

2.7 DIAGNÓSTICO DA INFESTAÇÃO POR SARNA

Isto é feito através de raspagens da pele, que são recolhidas de diferentes regiões do corpo do animal, raspando os bordos da lesão com um bisturi até se observar uma hemorragia capilar, sendo o material raspado transferido para frascos de amostras limpos e procedendo-se então à identificação parasitológica dos ácaros (Soulsby , 1982). As raspas de pele de 2,5 cm de^2 são normalmente tratadas com 20 ml de solução de KOH a 10% durante 5-10 minutos para romper a queratina. Em seguida, centrifuga-se a 1500rpm durante 5 min, deita-se fora o sobrenadante e mistura-se cuidadosamente o sedimento com uma solução saturada de glucose. Após 10 minutos, a camada superior é recolhida e examinada num microscópio estereoscópico para determinar a presença de ácaros. A identificação dos ácaros será então efectuada com a ajuda das caraterísticas morfológicas (Wall e Shearer, 1997).

Outro método de diagnóstico da sarna é o exame da biopsia da pele. É efectuada uma biópsia profunda da pele raspada (Olbricht, 2003), na qual uma área da lesão é raspada e é administrado cloridrato de lidocaína a 2% por via subcutânea, antes de ser feita uma incisão no local da lesão com um bisturi esterilizado verticalmente na pele e, em seguida, movida para a frente horizontalmente num movimento de serra, virando-a para cima em direção à superfície para terminar a excisão. A biópsia cutânea é então colocada em etanol a 70% e levada para o laboratório para histopatologia. As biópsias são processadas, embebidas em cera de parafina e seccionadas às 17 horas antes de serem coradas com hematoxilina e eosina e examinadas (Bancroft e Harry,1994).

2.8 TRATAMENTO DA SARNA

O tratamento da sarna generalizada é o amitraz, normalmente utilizado a 0,05% de 7 em 7-14 dias até se obterem duas raspagens cutâneas negativas consecutivas. A ivermectina sistémica administrada a 0,2mg/kg com um intervalo de 2 semanas foi considerada eficaz.

Nos ruminantes, a sarna sarcóptica é tratada com ivermectina, doramectina ou eprinomectina. Também pode ser tratada com pulverizações ou imersões que contenham amitraz, enxofre de cal, fosmete e tetraclorvinfos. A eprinomectina está aprovada para o tratamento da sarna corióptica. A sarna psoróptica em ovinos pode ser tratada com coumafos, fosmete, enxofre de cal quente e ivermectina injetável. Os ruminantes tratados com ivermectina devem ser isolados dos não tratados durante duas semanas após o tratamento e não podem ser abatidos durante o período necessário.

As instalações de estabulação desocupadas por ovinos com sarna psoróptica deveriam ser deixadas vazias durante pelo menos duas semanas para dar tempo aos ácaros de morrerem antes de alojar novos animais (Folz *et al,* 1983)

2.8.1 Amitraz

O amitraz é um acaricida e inseticida não sistémico (Corta *et al.,* 1999), que tem um efeito repelente de parasitas, funciona como inseticida e também como sinergista de pesticidas (Harrison, 1973). A eficácia do amitraz é atribuída à atividade agonista alfa-adrenérgica e à interação com os receptores de octopamina do sistema nervoso central e à inibição das monoamino-oxidases e da síntese de prostaglandinas (Bonsall *et al.,* 1983), atividade que leva à sobre-excitação e consequente paralisia e morte do parasita.

Corta *et al.* (1999) referiram que o amitraz, por ser menos nocivo para os mamíferos, é um dos acaricidas mais conhecidos contra a infestação por ácaros ou carraças, sendo utilizado em caprinos, bovinos e ovinos e aplicado exclusivamente por via externa

O amitraz tem uma eficácia específica contra os ácaros, mas também actua contra os piolhos, as moscas e todas as fases de desenvolvimento das carraças.

O amitraz é particularmente eficaz contra os ácaros (Brown, 1977), mas também é utilizado como pesticida em muitos domínios diferentes. Está disponível em muitas formas, como pó molhável, concentrado emulsionável, concentrados/líquidos solúveis e coleiras impregnadas (EPA, 1996).

Hollingworth,(1976) referiu que o amitraz é especialmente eficaz contra certos parasitas como ácaros e carraças nas suas formas juvenis e resistentes. Para o tratamento de caprinos, bovinos, ovinos e suínos, o amitraz está disponível sob a forma de spray ou solução de lavagem para tratar ou prevenir a infestação de ácaros, pelo que os caprinos devem ser banhados, enquanto os bovinos e suínos devem ser pulverizados (Tarallo *et al.,* 2009). É importante saber que os cavalos não devem ser tratados com amitraz, pois podem ocorrer efeitos adversos.

O Amitraz para o tratamento da sarna foi estudado por Yathiraj, *et al,* (1990), o concentrado líquido de Amitraz foi altamente eficaz e seguro no tratamento de 72 casos de sarna localizada e generalizada. O medicamento foi aplicado topicamente uma vez por semana e o número de tratamentos variou entre 3 e 10 para que os casos voltassem à normalidade clínica e os ácaros fossem eliminados. Os efeitos secundários frequentemente observados foram uma ligeira sedação e prurido, que foram transitórios e desapareceram sem qualquer tratamento.

A atividade farmacológica do amitraz inclui diferentes mecanismos de ação que causam efeitos tóxicos no homem e nos animais. Estes efeitos são causados pela sua atividade agonista alfa-adrenérgica (Bonsall *et al.,* 1983)). O amitraz também inibe a síntese de prostaglandinas, interage com os receptores de octopamina no sistema nervoso central e inibe as monoamino-oxidases. É importante notar que os efeitos do amitraz são reversíveis ou, pelo menos, recuperáveis, mas quando o envenenamento por amitraz é letal, a morte resulta de depressão respiratória (Agin *et al.,* 2004).

Esta interação é provavelmente a causa do aumento da atividade nervosa dos ácaros e carraças em resposta ao amitraz (Chen *et al.,* 2007). Esta ativação pode levar a alterações na concentração de mensageiros secundários intracelulares, tais como nucleótidos cíclicos, AMP cíclico e GMP cíclico e Ca2+ (Grohmann *et al.,* 2003).

Esta é causada pela atividade alfa-adrenérgica do amitraz e os sintomas podem incluir tensão arterial e pulsação baixas, hipotermia, letargia, anorexia, vómitos, aumento do açúcar no sangue e problemas digestivos. Também podem ocorrer irritações da pele e das mucosas, o que provoca comichão, eczema, alopecia e conjuntivite. (Grossman, 1993).

É importante notar que, em caso de sobredosagem de amitraz, a ioimbina, que actua como antagonista a2, pode ser utilizada como antídoto (Gifte.de., 2007) e é importante retirar o animal ou o ser humano da área contaminada com amitraz e, em caso de inalação de amitraz, o doente deve primeiro obter proteção respiratória. A área afetada da pele deve ser lavada com água e, se os olhos estiverem expostos, deve ser administrada anestesia e os olhos cuidadosamente lavados. Em caso de ingestão oral, é importante que o doente beba Ca, 0,3L de água para reduzir o efeito irritante do amitraz no esófago (Gifte.de. 2007)

2.8.2 Ivermectina

A ivermectina é o primeiro endectocida de lactona macrocíclica disponível no mercado, tendo sido descoberta num programa de rastreio da Merck em meados da década de 1970. A origem do fármaco talvez tenha prenunciado o seu notável impacto na prática médica veterinária e humana (Woodruff *et al.*,1986).

Paradis,M. (1986).referiu que a ivermectina pertence a uma família de compostos produzidos pelo microrganismo *Streptomyces avermitilis,* que foi isolado pela primeira vez do solo no Japão.A estrutura da ivermectina é semelhante à dos antibióticos macrólidos, mas parece não ter quaisquer actividades antibacterianas ou antifúngicas.

A combinação sem precedentes de potência, espetro (que incluía nemátodos e ectoparasitas como pulgas, carraças, piolhos, ácaros e moscas) e persistência abriu novos mercados e novas opções de gestão para o controlo de parasitas. Em particular, a notável lipofilicidade e potência permitiram novas vias de aplicação do medicamento, que tiveram um enorme impacto económico na produção animal. Em 1985, as formulações injectáveis de ivermectina estavam disponíveis para o gado, o que reduziu consideravelmente os custos de mão de obra associados à dosagem. O tratamento mensal com ivermectina protegeu caprinos, bovinos, ovinos, suínos e equinos de uma grande variedade de insectos e nemátodos parasitas. Desde então, centenas de milhões de animais de grande porte têm sido tratados com ivermectina (Geary, 2004).

A ivermectina foi descrita como um medicamento antiparasitário sistémico de largo espetro e altamente potente (Campbell, 1985), que é eficaz contra a infeção produzida por *S. scabiei.* A sua eficácia está relacionada não só com a dose, mas também com a sua formulação e via de administração (Yeruham *et al.,* 1996). A ivermectina sob a forma injetável foi utilizada com êxito no tratamento da sarna sarcóptica nas espécies domésticas (Benz *et al.,* 1989; Manurung *et al.,* 1990; Zamri-Saad *et al.,* 1990; Pangui *et al.,* 1991). De igual modo, a sua eficácia foi comprovada em casos de sarna sarcóptica em ovinos e caprinos domésticos do deserto (Ibrahim e Abu-Samra, 1987).

Foram descritas outras formas de administração do medicamento. O medicamento também pode ser eficaz quando administrado topicamente (Soll et al., 1992; Lowenstein et al., 1996; Lonneux et al., 1997) ou por via oral (Foreyt, 1993; Ruiz-Marti'nez et al., 1996; Yeruham et al., 1996). As espécies de ruminantes selvagens em jardins zoológicos tratadas com ivermectina administrada por via oral recuperaram totalmente, mesmo em casos clínicos graves de sarna sarcóptica (Yeruham et al., 1996).

O amplo espetro de atividade e a grande margem de segurança da ivermectina tornaram-na o medicamento de eleição para o parasitismo por nemátodos e artrópodes em caprinos, bovinos, ovinos, suínos e equinos.

(Campbell,1983).

Historicamente, os medicamentos derivados de fermentações bacterianas ou fúngicas tinham encontrado aplicação como agentes anticancerígenos ou antibacterianos. A única razão para a pesquisa de fermentações para a atividade antiparasitária foi a convicção de Satoshi Omura do Instituto Kitasato (Omura, 2004) de que os produtos de fermentação tinham uma relevância terapêutica mais vasta, juntamente com a vontade da equipa de parasitologia da Merck de correr o risco de investir nesta possibilidade.

A ivermectina é também utilizada em doses extra-rótulo para o tratamento de ectoparasitas. Foi utilizada uma dose única de 200 pg/kg SQ para tratar *Otodectes cynotis* (ácaros da orelha), mas foi aprovado um produto tópico (Acarexx Otic Suspension) para tratar ácaros da orelha adultos em gatos. A ivermectina também é considerada eficaz contra *Notoedres cati* (sarna) a 400 pg/kg (Vera, 2005).

Capítulo 3

3.0MATERIAL E METODOLOGIA

3.1 ANIMAIS UTILIZADOS (COLECÇÃO DE ANIMAIS)

Foi obtida a aprovação do Comité de Ética Animal, Ibadan, Nigéria.

Um total de 13 cabras anãs da África Ocidental, naturalmente infestadas, foram compradas em aldeias de Ibadan, que incluem as zonas de Ijaye e Maale no governo local de Akinyele, a rua Akowo, a zona de Adaba no governo local de Ido Este e a aldeia de Lalupon no governo local de Lagelu. Os animais foram alojados separadamente em recintos na quinta de ensino e investigação da Universidade de Ibadan. Durante o período de aclimatação, os animais foram submetidos a um rastreio de hemoparasitas e foram desparasitados com uma dose curativa de Albendazole 5mg/kg PO e administrados com oxitetraciclina a 5mg/kg. Foram alimentados com cascas de mandioca secas, farelo de milho, capim-elefante e receberam água adlibitum.

3.2 OS ACARICIDAS

3.2.1 Ivermectina

A ivermectina foi descrita como um medicamento antiparasitário sistémico altamente potente e de largo espetro (Campbell, 1985), que é eficaz contra a infeção produzida por *S. scabiei.* A sua eficácia está relacionada não só com a dose, mas também com a sua formulação e via de administração (Yeruham *et al,* 1996). A ivermectina na forma injetável foi utilizada com êxito no tratamento da sarna sarcóptica nas espécies domésticas (Benz *et al,* 1989; Manurung *et al.,* 1990; Zamri-Saad *et al,* 1990; Pangui *et al,* 1991).

3.2.2 Amitraz

O amitraz é um dos principais membros do grupo de insecticidas das formamidinas, que actua nos locais receptores de octopamina nos ectoparasitas, provocando hiperexcitabilidade neuronal e morte (Nathanson,1985). Está disponível sob a forma de spray ou de imersão para utilização contra ácaros em animais domésticos (Taylor,2000). O amitraz interage com os receptores de octopamina no sistema nervoso central dos ectoparasitas, induzindo um aumento da atividade neuronal, um comportamento anormal, o desprendimento e a morte. Os efeitos clínicos em mamíferos devem-se ao seu agonista dos adrenoceptores *2.

3.3 RECOLHA DE AMOSTRAS

Raspagens profundas da pele para identificação dos ácaros ao microscópio de dissecação.

Biópsia profunda da pele raspada para histologia da epiderme

Amostras de sangue da veia jugular em frasco com EDTA para estudos hematológicos e em frasco de vacutainer simples para estudos bioquímicos do soro.

3.3.1. Raspagem da pele

Foram colhidas raspas de pele de diferentes regiões do corpo (face, ombro, orelha, pescoço, membros e abdómen) de cada animal, raspando os bordos da lesão com um bisturi até se observar hemorragia capilar e o material raspado foi transferido para frascos de amostras limpos e a identificação parasitológica dos ácaros foi realizada conforme descrito por Soulsby (1982). Raspagens de pele de 2,5 cm^2 foram tratadas com 20 ml de solução de KOH a 10% durante 5-10 minutos para romper a queratina. Em seguida, centrifugou-se a 1500rpm durante 5 minutos, rejeitou-se o sobrenadante e misturou-se cuidadosamente o sedimento com uma solução saturada de glucose. Após 10 minutos, a camada superior foi recolhida e examinada num microscópio estereoscópico para determinar a presença de ácaros. A identificação dos ácaros foi efectuada com a ajuda das caraterísticas morfológicas, tal como descrito por Wall e Shearer (1997).

3.3.2 Biopsia e seccionamento da pele

Foi também efectuada uma biópsia profunda da pele raspada, tal como descrito por Olbricht (2003), na qual uma área da lesão foi raspada até à pele e foi administrado cloridrato de lidocaína a 2% por via subcutânea, antes de ser feita uma incisão no local da lesão com um bisturi estéril verticalmente na pele e depois movida para a frente horizontalmente num movimento de serra, virando-a para cima em direção à superfície para terminar a excisão. A biopsia da pele foi então colocada em etanol a 70% e levada para o laboratório para histopatologia. As biópsias foram processadas, embebidas em cera de parafina e seccionadas às 17 horas antes de serem coradas com hematoxilina e eosina e examinadas conforme indicado por Bancroft e Harry (1994).

3.3. 3 Histomorfometria

Os estudos histomorfométricos foram efectuados utilizando um microscópio de luz (Bio-microscope, série YJ-2005) ligado a um computador portátil (hp, china) com os programas informáticos TSview 1.0 e AmscopeToupView 3.2, para medir a altura e o diâmetro dos túneis criados pelos ácaros na pele. Estes valores foram gerados automaticamente com a ajuda do software.

3.3.4 Hematologia

Foram colhidos cerca de 10 ml de sangue da veia jugular de cada animal, dos quais 5 ml foram recolhidos para um frasco bijou estéril rotulado, contendo ácido etileno diamino tetra acético dissódico (Na2 EDTA) como anticoagulante, para investigar diferentes perturbações hematológicas. Centrifugação de tubos capilares: os tubos capilares foram enchidos com sangue até cerca de % e depois selados com plasticina. Em seguida, os tubos capilares foram colocados na centrífuga de hematócrito e centrifugados a 1500 rotações/minuto durante 5 minutos.

O volume celular compactado foi determinado pelo método do microhematócrito, a concentração de hemoglobina foi medida pelo método da cianometahemoglobina, os glóbulos vermelhos, os glóbulos brancos totais e os glóbulos brancos diferenciais foram todos determinados pelo método do hemocitómetro, tal como descrito por Schalm et al. (1975).

3.3.5 Bioquímica do soro

Foram recolhidos 5 ml para um tubo de vacutainer simples para a bioquímica do soro. As proteínas séricas totais foram medidas pelo método de Biureto (Reinhold, 1953), os valores de albumina foram estimados pelo método do verde de bromocresol (Daumas *et al.,* 1971) e os valores séricos de sódio e potássio foram medidos por fotometria de chama utilizando um electrofotómetro.

3.4 PLANO DE TRATAMENTO

Um total de 13 cabras anãs da África Ocidental naturalmente infestadas foram agrupadas em três grupos: o grupo A consistiu em cinco (5) animais que foram tratados com Ivermectina 0,2mg/kg, o grupo B também consistiu em cinco (5) animais que foram tratados com Amitraz 0,05%, enquanto o grupo C consistiu em três (3) animais que foram tratados com placebo como controlo.

3.4.1 Grupo Ivermectina

Os animais do grupo 1 receberam ivermectina a 1% 0,2mg/kg por via subcutânea, com um intervalo de 2 semanas, até se obterem duas raspagens cutâneas negativas consecutivas.

3.4.2 Grupo Amitraz

Os animais do grupo 2 foram mergulhados numa solução de amitraz a 0,05% (100 ml/40 litros) também com um intervalo de 2 semanas até se obterem duas a três raspagens cutâneas negativas consecutivas.

3.4.3 Grupo de controlo

Os animais do grupo 3 receberam 1 ml de água injetável também com um intervalo de 2 semanas.

Para cada grupo: a avaliação da temperatura rectal, a identificação morfológica, as análises hematológicas e bioquímicas foram efectuadas 3 dias antes do tratamento e 3 vezes por tratamento (dia 3, dia 7, dia 11 do primeiro tratamento, segundo, terceiro e quarto tratamento), enquanto a análise histopatológica foi efectuada semanalmente até se obterem dois resultados negativos consecutivos de raspagem da pele.

3.5 ANÁLISE ESTATÍSTICA

Os dados obtidos foram resumidos como médias ± desvios-padrão e as diferenças entre as médias foram determinadas a um nível de significância de 5%, utilizando o teste T e a análise de variância (ANOVA) de duas vias, conforme descrito por Armitage (1980), utilizando o Graph pad Prism 5.

Capítulo 4

4. 0RESULTADO

4.1 AVALIAÇÃO CLÍNICA ANTES DO TRATAMENTO

O exame dermatológico das cabras dos três grupos revelou uma alopecia extensa, eritema grave, hiperqueratose e áreas de formação de crostas aderentes que afectam o abdómen ventral, o peito, os membros, a testa e a região do pescoço (Fig. 1 e 2).

Antes do início do tratamento, foi observada e confirmada uma forte presença de ácaros adultos e dos seus ovos (Fig. 3-5), lesões histopatológicas, incluindo acantose, espongiose, hiperqueratose, túnel epidérmico com ácaros, desequilíbrios hematológicos e bioquímicos.

Sarcoptes scabie foi a única espécie de ácaro identificada que infestava todas as cabras anãs da África Ocidental utilizadas neste estudo. Estes ácaros têm um corpo oval a redondo, dorsalmente convexo, semelhante a uma tartaruga, coberto de espinhos e escamas triangulares, em que apenas os dois primeiros pares de patas sobressaem para além da margem do corpo (Fig. 3). Os ácaros fêmeas foram identificados com cerdas longas no terceiro e quarto pares de patas, enquanto os machos apresentam cerdas longas apenas no terceiro par de patas (Fig. 4).

4.2 TRATAMENTO COM IVERMECTINA

4.2.1 Efeito da Ivermectina na contagem de ácaros adultos

O quadro 4.1 mostra a eficácia da ivermectina na contagem de ácaros adultos nas cabras naturalmente infestadas.

4.2.1.1 Primeiro tratamento com ivermectina

Não houve diferença significativa ($P>0,05$) na contagem de ácaros adultos antes do tratamento com ivermectina ($49,40\pm17,36$) e no dia 3 após o tratamento com ivermectina ($30,75\pm9,07$), no entanto, no dia 7 ($25,50\pm4,17$) e no dia 11 ($20,50\pm4,43$) houve uma redução significativa ($P<0,05$) no número de ácaros adultos quando comparado com o grupo de controlo.

4.2.1.2. Segundo tratamento com ivermectina

No dia 3 (6,75±3,30) e no dia 7 (0,75±0,96), com o segundo tratamento com ivermectina, observou-se uma diminuição significativa (P<0,05) na contagem de ácaros adultos, enquanto o dia 11 após o segundo tratamento mostrou que todos os ácaros tinham sido eliminados (0,00±0,00).

4.2.1.3 Terceiro tratamento com ivermectina

Não foram observados ácaros quando os animais foram examinados após o terceiro tratamento com ivermectina, enquanto a população de ácaros adultos aumentou significativamente (P<0,05) no grupo de controlo de 89,33±10,26 antes do tratamento para 125,30±6,51 no 11º dia da terceira injeção de placebo.

4.2.2 Efeito da Ivermectina na contagem de ovos de ácaros.

O quadro 4.2 mostra a eficácia da ivermectina na contagem de ovos de ácaros nas cabras infestadas.

4.2.2.1 Primeiro tratamento com ivermectina

A contagem de ovos de ácaros nos animais antes do tratamento foi de 20,20±6,26, que reduziu para 9,75±3,86 no dia 3 após o primeiro tratamento, mas houve uma redução significativa (P <0,05) no dia 11 do primeiro tratamento com ivermectina para 4,50±1,85.

4.2.2.2. Segundo tratamento com ivermectina

No dia 7 do segundo tratamento, não foi observado qualquer ovo de ácaro (0,00±0,00) nos animais após a administração de ivermectina, enquanto a contagem de ovos de ácaro aumentou significativamente (P <0,05) no grupo de controlo para 90,00 ±7,94 no dia 11 após a administração do segundo placebo.

4.2.3 Efeito da ivermectina no tamanho do túnel epidérmico

O quadro 4.3 mostra a eficácia da ivermectina na redução do tamanho do túnel epidérmico criado pelos ácaros na pele das cabras infestadas.

A altura do túnel epidérmico e o diâmetro do túnel diminuíram da semana 1 à semana 10 após o tratamento com ivermectina, pois houve uma redução significativa (p<0,05) na altura do túnel de um valor pré-tratamento de 238,00±46,45 para 161,30±39,02 na semana 4 pós-tratamento, enquanto o diâmetro do túnel também reduziu significativamente (p<0,05) de 158,00±74,55 no valor pré-tratamento para 92,50±40,52 também na semana 4 pós-tratamento com ivermectina. O tamanho do túnel diminuiu ainda mais significativamente (p<0,05) com o aumento do número de dias pós-tratamento, uma vez que a altura do túnel diminuiu para 35,00±16,83 e o diâmetro do túnel para 20,00±7,07 na semana 10 pós-tratamento. No entanto, no grupo de controlo, o tamanho do túnel aumentou significativamente (P<0,05) do tamanho pré-tratamento de 256,7±38,86 por 165,0±82,61 para 316,7±2,89 por 238,3±55,08 na semana 10 de observação.

4.2.4 Efeito da Ivermectina na temperatura.

A temperatura dos animais tratados e do grupo de controlo é apresentada no Quadro 4.4

Verificou-se uma ligeira alteração na temperatura rectal das cabras tratadas em comparação com a temperatura dos animais de controlo, mas esta alteração não foi significativa (P> 0,05), uma vez que a temperatura dos animais tratados variou nos dias de tratamento e a mesma variação foi observada nos animais de controlo.

4.2.5 Efeito da Ivermectina nos parâmetros hematológicos.

Os parâmetros sanguíneos dos animais tratados e do grupo de controlo são apresentados no Quadro 4.5

4.2.5.1. Volume de células compactadas

No grupo tratado, houve uma melhoria no PCV dos animais após o tratamento com ivermectina, uma vez que o seu volume de células compactadas aumentou significativamente (P <0,05) do nível pré-tratamento de 11,40 ± 1,67 para 27,74 ± 3,37 no dia 7 do segundo tratamento e no dia 7 do quarto tratamento o volume de células compactadas aumentou para 31,00 ± 0,82. O volume de células compactadas não aumentou significativamente (P> 0,05) ao longo da experiência nos animais de controlo.

4.2.5.2. Concentração de hemoglobina

Verificou-se um aumento significativo (P<0,05) da concentração de hemoglobina no grupo da ivermectina para 8,78±0,71 no sétimo dia do segundo tratamento, a partir de um valor pré-tratamento de 3,74±0,62, e este valor aumentou ainda mais significativamente (P<0,05) para 10,50±0,99 após o quarto tratamento, em comparação com o grupo de controlo, no qual não se verificou qualquer melhoria na concentração de hemoglobina.

4.2.5.3 Contagem de glóbulos vermelhos

O aumento significativo (p<0,05) na contagem de glóbulos vermelhos (11,0±0,96) foi observado no terceiro dia do segundo tratamento com ivermectina a partir de um valor pré-tratamento de 6,04±1,55. Enquanto os glóbulos vermelhos não melhoraram significativamente ao longo da experiência nos animais não tratados.

4.2.5.4 Contagem de glóbulos brancos

Foi observada uma diminuição significativa (P<0,05) na contagem de glóbulos brancos no grupo tratado com ivermectina, de um valor pré-tratamento de 15,28±1,82 para um valor de 13,30±0,41 no sétimo dia do segundo tratamento, tendo sido também observada uma diminuição significativa adicional (P<0,05) após o terceiro tratamento (8,30±0,22) e o quarto tratamento com ivermectina (7,85±0,24), enquanto o valor dos glóbulos brancos nos animais não tratados (controlo) permaneceu consistentemente elevado ao longo da experiência.

4.2.5.5. Contagem de eosinófilos

Foi observada uma redução significativa (P<0,05) nos animais tratados após a administração de ivermectina, uma vez que o valor diminuiu de 4,40±0,89 antes do tratamento para 0,00±0,00 no 11º dia do terceiro tratamento. Os animais não tratados não registaram qualquer diminuição significativa (P>0,05) ao longo da experiência.

4.2.6 Efeito da ivermectina na bioquímica do soro.

Os parâmetros bioquímicos dos animais tratados e do grupo de controlo são apresentados no Quadro 4.6

4.2.6.1. Proteína total

Não se verificou uma diferença significativa (P > 0,05) no nível de proteínas totais após o primeiro tratamento com ivermectina (3,63±0,28), mas observou-se um aumento significativo (P<0,05) de 5,65±0,57 no grupo tratado no sétimo dia após o segundo tratamento e de 7,40±0,08 no décimo primeiro dia do terceiro tratamento, a partir de um valor pré-tratamento de 3,44±0,23, em comparação com os animais não tratados (controlo), nos quais não se verificou um aumento significativo das suas proteínas totais ao longo da experiência.

4.2.6.2. Albumina e Globulina.

O valor da albumina no grupo tratado aumentou no 7º dia do segundo tratamento (2,50 ± 0,18) a partir de um valor pré-tratamento de 1,20 ± 0,07, enquanto o nível de globulina também aumentou significativamente (P< 0,05) a partir de um nível pré-tratamento de 2,24 ± 0,23 para 4,22 ± 0,14 no 11º dia após o segundo tratamento, em comparação com o grupo de controlo, no qual nem a albumina nem o nível de globulina aumentaram ao longo da experiência.

4.2.6.3 Potássio

O nível de potássio do grupo tratado com ivermectina e o do grupo não tratado (controlo) não se alterou significativamente (P> 0,05) ao longo da experiência.

4.2.6.4 Sódio

O grupo tratado com ivermectina apresentou uma diminuição significativa (P < 0,05) do nível de sódio no 11.º dia após o segundo tratamento (144,0±1,77) a partir de um nível de pré-tratamento de 154,3±2,31, enquanto o nível de sódio dos animais não tratados (controlo) manteve um valor aumentado ao longo da experiência.

4.2.6.5. Cloreto

Verificou-se uma diminuição significativa do nível de cloreto (P < 0,05) após a administração de ivermectina no terceiro dia após o terceiro tratamento (102,0±0,82) a partir de um nível de pré-tratamento de 115,0±1,87, enquanto o nível de cloreto do grupo de controlo não apresentou qualquer redução significativa ao longo da experiência.

4.2.7 Efeito da ivermectina na lesão macroscópica

O quadro 4.7 mostra a eficácia da ivermectina na lesão grave.

A partir da melhoria das lesões na pele, o prurido, o coçar e a mordedura cessaram no grupo tratado com ivermectina no 11º dia do primeiro tratamento. No dia 3 do segundo tratamento, observou-se a rutura da crosta na região abdominal, o espessamento do pelo da pele e a alopecia começaram a desaparecer, mas as feridas provocadas pelos ácaros ainda estavam presentes (fig. 6), enquanto no dia 3 do quarto tratamento se observou um pelo da pele liso e brilhante, com indícios de crescimento total de pelo no corpo, e as lesões provocadas pelos ácaros sararam completamente (fig. 7).

4.3 TRATAMENTO COM AMITRAZ

4.3.1 Efeito do Amitraz na contagem de ácaros adultos

O quadro 4.8 mostra a eficácia do amitraz nos ácaros adultos que infestam naturalmente os caprinos.

4.3.1.1 Primeiro tratamento com amitraz

Não houve diferença significativa (P>0,05) na contagem de ácaros adultos antes do tratamento com amitraz (94,40±89,20) e no dia 3 após o tratamento com amitraz (86,00±79,15), e também no dia 7 (77,00±37,27) e no dia 11 (63,00±56,57) não houve redução significativa (P>0,05) no número de ácaros adultos quando comparado com o grupo de controlo.

4.3.1.2. Segundo tratamento com amitraz

O dia 3 (38,50±41,86) do segundo tratamento com amitraz não mostrou redução significativa (P>0,05) na contagem de ácaros adultos, enquanto o dia 7 (32,00±39,47) com o segundo tratamento com amitraz testemunhou uma diminuição significativa (P<0,05) na contagem de ácaros adultos e também o dia 11 (27,25±36,58) após o segundo tratamento.

4.3.1.3 Terceiro tratamento e quarto tratamento com amitraz.

O terceiro tratamento com amitraz também mostrou uma redução significativa (P<0,05) na contagem de ácaros adultos, enquanto não foram observados ácaros no dia 3 (0,00±0,00) do quarto tratamento. Enquanto a população de ácaros adultos aumentou significativamente (P< 0,05) no grupo de controlo de

89,33±10,26 antes do tratamento para 132,30±10,69 no dia 7 da quarta injeção de placebo.

4.3.2 Efeito do Amitraz na contagem de ovos de ácaros.

O quadro 4.9 mostra a eficácia do amitraz na contagem de ovos de ácaros em caprinos.

4.3.2.1 Primeiro tratamento com amitraz

A contagem de ovos de ácaros em cabras antes do tratamento foi de 62,20±77,00, que reduziu para 28,75±39,81 no 11º dia após o primeiro tratamento, mas não houve redução significativa (P >0,05) após o primeiro tratamento com amitraz.

4.3.2.2. Segundo tratamento com amitraz.

No sétimo dia do segundo tratamento, verificou-se uma redução significativa (P<0,05) para 9,25±14,57, e uma nova redução significativa

(P<0,05) para 5,75±9,54 foi observada no 11º dia do segundo tratamento com amitraz.

4.3.2.3. Terceiro e quarto tratamento com amitraz

No dia 7 do terceiro tratamento, a contagem de ovos reduziu significativamente (P <0,05) para 0,50 ± 1,00, enquanto nenhum ovo de ácaro foi observado no dia 3 do quarto tratamento com amitraz. No entanto, a contagem de ovos de ácaros aumentou significativamente (P <0,05) no grupo de controlo para 107,30 ±10,69 no dia 3 após a administração do quarto placebo.

4.3.3 Efeito do Amitraz no tamanho do túnel epidérmico

O quadro 4.10 mostra a eficácia do amitraz na redução do tamanho dos túneis epidérmicos criados pelos ácaros escavadores na pele das cabras WAD infestadas.

A altura do túnel epidérmico e o diâmetro do túnel diminuíram da semana 1 à semana 10 após o tratamento com amitraz, pois houve uma redução significativa (p<0,05) na altura do túnel de um valor pré-tratamento de 280,00±44,64 para 190,00±21,60 na semana 7 pós-tratamento, enquanto o diâmetro do túnel também reduziu significativamente (p<0,05) de 256,70±38,86 no valor pré-tratamento para 115,00±37,80 também na semana 7 pós-tratamento com amitraz. O tamanho do túnel reduziu ainda mais significativamente ($p<0,05$) com dias mais longos após o tratamento, já que a altura do túnel diminuiu para 96,25±21,36 e o diâmetro do túnel para 45,00±20,41 na semana 10 após o tratamento. No entanto, no grupo de controlo, o tamanho do túnel aumentou significativamente ($P<0,05$) do tamanho pré-tratamento de 256,7±38,86 por 165,0±82,61 para 316,7±2,89 por 238,3±55,08 na semana 10 de observação.

4.3.4 Efeito do Amitraz na temperatura.

A temperatura dos animais tratados e do grupo de controlo é apresentada no Quadro 4.11

A temperatura das cabras tratadas com amitraz mudou de um valor pré-tratamento de 39,84±0,32 para 38,90±0,18 no dia 7 do quarto tratamento, enquanto a temperatura rectal dos animais não tratados (controlo) variou ao longo dos dias da experiência.

4.3.5 Efeito do Amitraz nos parâmetros hematológicos.

Os parâmetros sanguíneos dos animais tratados com amitraz e dos animais não tratados (controlo) são apresentados no quadro 4.12

4.3.5.1. Volume de células compactadas

No grupo tratado, o volume de células compactadas aumentou significativamente ($P <0,05$) do nível pré-tratamento de 12,80±4,82 para 23,25±4,19 no dia 7 do terceiro tratamento e aumentou ainda mais para 29,25±1,71 no dia 7 do quarto tratamento. O volume de células compactadas não aumentou significativamente ($P> 0,05$) ao longo da experiência nos animais de controlo.

4.3.5.2. Concentração de hemoglobina

Verificou-se um aumento apreciável ($P<0,05$) na concentração de hemoglobina no grupo do amitraz para 7,85±1,52 no 11º dia após o segundo tratamento, a partir de um valor pré-tratamento de 4,68±1,98, que aumentou ainda mais significativamente ($P<0,05$) para 9,55±0,84 7 dias após o quarto tratamento, em comparação com o grupo de controlo, no qual não se verificou qualquer melhoria na concentração de hemoglobina.

4.3.5.3 Contagem de glóbulos vermelhos

O aumento significativo ($p<0,05$) na contagem de glóbulos vermelhos (9,45±0,99) foi observado no dia 7 do segundo tratamento com amitraz a partir de um valor pré-tratamento de 4,74±3,39, enquanto os glóbulos vermelhos não melhoraram significativamente ao longo da experiência nos animais não tratados.

4.3.5.4 Contagem de glóbulos brancos

Foi observada uma diminuição significativa ($P<0,05$) na contagem de glóbulos brancos no grupo tratado com amitraz de um valor pré-tratamento de 14,58±1,82 para um valor de 11,81 ±3,11 no dia 3 após o terceiro tratamento, tendo sido também observada uma diminuição significativa adicional ($P<0,05$) após o quarto tratamento com amitraz (8,48±0,36), enquanto o valor de glóbulos brancos nos animais não tratados (controlo) permaneceu consistentemente elevado ao longo da experiência.

4.3.5.5. Contagem de eosinófilos

Foi observada uma redução significativa ($P<0,05$) nos animais tratados, uma vez que o valor diminuiu de 4,20 ±1,58 antes do tratamento para 0,25± 0,50 no 11º dia do terceiro tratamento. Os animais não tratados não registaram qualquer diminuição significativa ($P>0,05$) ao longo da experiência.

4.3.6 Efeito do Amitraz na bioquímica do soro.

Os parâmetros bioquímicos do grupo tratado com amitraz e do grupo de controlo são apresentados no quadro 4.13

4.3.6.1. Proteína total

Não houve diferença significativa ($P > 0,05$) no nível total de proteínas após o primeiro tratamento com amitraz no 11º dia (3,98±0,57), mas foi observado um aumento significativo ($P<0,05$) de 5,68±0,82 no grupo tratado no 11º dia após o segundo tratamento e de 7,30±0,08 no 7º dia do quarto tratamento, a partir de um valor pré-tratamento de 2,34±1,12, em comparação com os animais não tratados (controlo), nos quais o nível total de proteínas permaneceu baixo durante toda a experiência.

4.3.6.2. Albumina e Globulina.

O valor da albumina no grupo tratado aumentou no 7º dia do terceiro tratamento (2,55±0,21) a partir de um valor pré-tratamento de 0,72±0,24, enquanto o nível de globulina também aumentou significativamente (P<0,05) a partir de um nível pré-tratamento de 1,82±0,81 para 3,68±0,49 no 11° dia após o segundo tratamento, em comparação com o grupo não tratado (controlo), no qual tanto o nível de albumina como o de globulina não melhoraram ao longo da experiência.

4.3.6.3 Potássio

O nível de potássio do grupo tratado com amitraz e o do grupo não tratado (controlo) não se alterou significativamente (P> 0,05) ao longo da experiência, uma vez que foi observado um valor pré-tratamento de 5,94±0,29 e um valor pós-tratamento de 4,85±0,18.

4.3.6.4 Sódio

O grupo tratado com amitraz apresentou uma diminuição significativa (P < 0,05) no nível de sódio no terceiro dia após o terceiro tratamento (147,60±1,39) a partir de um nível de pré-tratamento de 152,90±0,94, enquanto o nível de sódio dos animais não tratados (controlo) manteve um valor aumentado ao longo da experiência.

4.3.6.5. Cloreto

Verificou-se uma diminuição significativa do nível de cloreto (P < 0,05) após o tratamento com amitraz no 11° dia após o terceiro tratamento (104,80±2,22) a partir de um nível de pré-tratamento de 113,40±2,07, enquanto o nível de cloreto do grupo de controlo não apresentou qualquer redução significativa ao longo da experiência.

4.3.7 Efeito do Amitraz na lesão grosseira

A Tabela 4.14 mostra a eficácia do Amitraz na lesão macroscópica.

A partir da melhoria das lesões na pele, o prurido cessou no grupo tratado com amitraz no 11° dia do segundo tratamento. No dia 3 do quarto tratamento, o espessamento do pelo da pele e a alopecia já estavam a desaparecer, ao passo que no dia 30 do quarto tratamento, as crostas tinham-se rompido completamente, com crescimento de pelo visível no corpo e pelo da pele normal, com a ferida dos ácaros curada (Fig. 8).

4.4 COMPARAÇÃO DO TRATAMENTO COM IVERMECTINA E AMITRAZ

4.4.1 Comparação do efeito da Ivermectina e do Amitraz nos ácaros adultos e na contagem de ovos.

Um nível significativo (P < 0,05) na redução da contagem de ácaros adultos ocorreu no dia 7 do primeiro tratamento e de ovos de ácaros no dia 11 do primeiro tratamento no grupo da ivermectina, que é aproximadamente 10 dias após o tratamento inicial, enquanto uma redução significativa semelhante foi observada no dia 7 do segundo tratamento para ácaros adultos e ovos de ácaros no grupo do amitraz, aproximadamente 21 dias após o tratamento inicial. Entre o grupo da ivermectina e o grupo do amitraz, não há diferença significativa (P > 0,05) na contagem de ácaros adultos e na contagem de ovos de ácaros, uma vez que tanto a ivermectina como o amitraz reduziram significativamente a contagem de ácaros adultos e os seus ovos, mas esta redução foi maior e mais rápida com a ivermectina do que com o tratamento com amitraz.

4.4.2 Comparação do efeito da Ivermectina e do Amitraz no tamanho do túnel epidérmico

A redução da altura e do diâmetro do túnel foi estatisticamente significativa (p<0,05) às 4 semanas no grupo da ivermectina, ao passo que foi significativa à 7ª semana no grupo do amitraz. Entre os dois grupos, o nível de significância (P<0,05) é na semana 4, 5, 6 e 8. A medição do grau significativo de redução dos túneis epidérmicos criados pelos ácaros nos dois grupos após o tratamento com ivermectina e amitraz é apresentada nas figuras 9(a-d) e 10(a-d).

4.4.3 Comparação do efeito da Ivermectina e do Amitraz nos parâmetros hematológicos.

O aumento do PCV, da hemoglobina e dos glóbulos vermelhos foi significativo (P<0,05) após o segundo tratamento com ivermectina, enquanto no grupo do amitraz foi observado um aumento significativo do PCV após o terceiro tratamento, e um aumento semelhante também foi observado na concentração de hemoglobina e na contagem de glóbulos vermelhos após o segundo tratamento, enquanto a contagem de glóbulos brancos diminuiu significativamente (P<0,05) em ambos os grupos no dia 7 do segundo tratamento, mas houve uma diminuição significativa (P<0,05) na contagem de eosinófilos no dia 11 do segundo tratamento no grupo da ivermectina.05) em ambos os grupos no dia 7 do segundo tratamento, mas houve uma diminuição significativa (P <0,05) na contagem de eosinófilos no dia 11 do segundo tratamento no grupo ivermectina, enquanto esse nível significativo (P <0,05) foi observado no grupo amitraz no dia 3 do terceiro tratamento. O tratamento com ivermectina ou amitraz melhorou os parâmetros sanguíneos dos animais infestados, mas com um efeito mais rápido no grupo da ivermectina.

4.4.4 Comparação do efeito da Ivermectina e do Amitraz na bioquímica do soro

Os níveis de proteína total e albumina aumentaram significativamente ($p<0,05$) no dia 7 do segundo tratamento e a globulina aumentou no dia 11 do segundo tratamento no grupo da ivermectina, enquanto no grupo do amitraz a proteína total aumentou significativamente ($p<0,05$) no dia 11 do segundo tratamento e a albumina no dia 3 do terceiro tratamento. Também se observou uma diferença significativa ($p<0,05$) na redução do nível de sódio e de cloreto no dia 3 do segundo tratamento e no dia 3 do terceiro tratamento, respetivamente, no grupo da ivermectina, em comparação com o dia 3 do terceiro tratamento e o dia 3 do quarto tratamento, com uma redução significativa ($P<0,05$) do nível de sódio e de cloreto, respetivamente, no grupo do amitraz. O potássio não mostrou qualquer alteração significativa ao longo da experiência em ambos os grupos de tratamento, o que possivelmente implica que a infestação de sarna não teve efeito no nível de potássio nas cabras. Entre o grupo da ivermectina e o grupo do amitraz, não houve diferença significativa ($P > 0,05$) na bioquímica sérica das cabras, mas a melhoria foi observada mais cedo nos animais tratados com ivermectina.

4.4.5 Comparação do efeito da Ivermectina e do Amitraz na lesão grosseira.

Os animais do grupo da ivermectina começaram a parecer saudáveis no 11.º dia do segundo tratamento e, no 3.º dia do quarto tratamento com ivermectina, observou-se uma pele lisa e brilhante com indícios de crescimento total de pêlos no corpo, em comparação com o grupo do amitraz, que apresentava uma pele lisa e um crescimento visível de pêlos no 30.º dia do quarto tratamento.

Quadro 4.1: Eficácia da ivermectina no ácaro adulto em caprinos naturalmente infestados com sarna.

Parâmetros		Grupo Ivermectina	Grupo de controlo
		Contagem de ácaros adultos	Contagem de ácaros adultos
Pré-tratamento	DOSC	49.40 ± 17.36^{a}	89.33 ± 10.26^{a}
Primeiro tratamento	Dia 3	30.75 ± 9.07^{a}	89.67 ± 9.71^{a}
	Dia 7	25.50 ± 4.17^{b}	93.00 ± 5.13^{a}
	Dia 11	20.50 ± 4.43^{b}	95.00 ± 7.94^{b}

Segundo tratamento	Dia 3	6.75±3.30^{b}	97.67±5.51^{b}
	Dia 7	0.75±0.96^{c}	103.00±6.08^{c}
	Dia 11	0.00±0.00^{c}	116.00±7.00^{c}
Terceiro tratamento	Dia 3	0.00±0.00^{c}	117.00±8.89^{c}
	Dia 7	0.00±0.00^{c}	119.70±6.81^{c}
	Dia 11	0.00±0.00^{c}	125.30±6.51^{c}
Quarto tratamento	Dia 3	0.00±0.00^{c}	127.30±4.62^{d}
	Dia 7	0.00±0.00^{c}	132.30±10.69^{d}

^{a,b,c,d} Os sobrescritos entre grupos nas colunas diferem significativamente ($p<0,05$).

DOSC : Dias de recolha de amostras.

Parâmetros		Grupo Ivermectina	Grupo de controlo
		Contagem de ovos de ácaros	Contagem de ovos de ácaros
Pré-tratamento	DOSC	20.20±6.26[a]	43.00±18.08[a]
Primeiro tratamento	Dia 3	9.75±3.86[a]	48.33±16.01[a]
	Dia 7	5.75±2.01[a]	52.67±7.79[b]
	Dia 11	4.50±1.85[b]	54.33±12.50[c]
Segundo tratamento	Dia 3	2.00±1.63[b]	62.33 ±16.44[c]
	Dia 7	0.00±0.00[b]	67.67 ±17.79[c]
	Dia 11	0.00±0.00[c]	90.00 ±7.94[d]
Terceiro tratamento	Dia 3	0.00±0.00[c]	92.67 ±6.81[d]
	Dia 7	0.00±0.00[c]	95.33 ±4.04[d]
	Dia 11	0.00±0.00[c]	98.00 ±6.25[d]
Quarto tratamento	Dia 3	0.00±0.00[c]	103.00 ±9.17[d]
	Dia 7	0.000.00[c]	107.30 ±10.69[d]

[a b c d] Os sobrescritos entre grupos nas colunas diferem significativamente (p<0,05).
DOSC : Dias de recolha de amostras.

Quadro 4.3: Eficácia da ivermectina no tamanho do túnel epidérmico criado pelos ácaros que infestam as cabras.

Dias de recolha de amostras	GRUPO DA IVERMECTINA		GRUPO DE CONTROLO	
	Altura do túnel (dm)	Túnel Diâmetro (pm)	Altura do túnel (dm)	Túnel Diâmetro (pm)
Pré-tratamento	238.00±46.45[a]	158.00±74.55[a]	256.7±38.86[a]	165.0±82.61[a]
Semana 1	228.80±52.66[a]	128.80±60.60[a]	258.3±34.03[a]	173.3±76.38[a]
Semana 2	218.80±38.38[a]	121.30±54.83[a]	266.7±25.17[a]	180.0±78.58[a]
Semana 3	210.00±43.97[a]	117.50±60.76[a]	268.3±22.50[a]	180.0±78.58[a]
Semana 4	161.30±39.02[b]	92.50±40.52[b]	273.3±22.55[b]	186.7±77.67[b]
Semana 5	122.50±27.54[b]	66.28±28.69[c]	278.3±25.66[b]	193.3±77.51[b]
Semana 6	117.50±33.04[b]	61.25±27.80[c]	286.7±15.28[b]	206.7±67.14[c]
Semana 7	105.00±26.46[c]	50.00±18.26[c]	303.3±15.28[c]	215.0±69.46[c]
Semana 8	71.25±28.39[d]	30.00±18.26[d]	306.7±11.55[c]	218.3±68.25[c]
Semana 9	67.50±25.98[d]	26.25±12.50[d]	311.7±7.64[d]	226.7±70.72[d]
Semana 10	35.00±16.83[d]	20.00±7.07[d]	316.7±2.89[d]	238.3±55.08[d]

[a],,,[bcd] Os sobrescritos entre grupos nas colunas diferem significativamente ($p<0,05$)

Quadro 4.4: Eficácia da ivermectina na temperatura em caprinos naturalmente infestados com sarna.

Parâmetros		Grupo Ivermectina	Grupo de controlo
		Temperatura (^{0} C)	Temperatura (^{0} C)
Pré-tratamento	DOSC	39.20±0.19[a]	39.23±0.25[a]
Primeiro tratamento	Dia 3	39.13±0.13[a]	39.27±0.16[b]
	Dia 7	39.08±0.05[a]	39.03±0.39[a]
	Dia 11	39.05±0.06[a]	39.73±0.40[a]
Segundo tratamento	Dia 3	38.85±0.24[b]	39.63±0.25[a]
	Dia 7	38.98±0.05[a]	38.87±0.38[a]
	Dia 11	38.95±0.13[a]	39.53±0.25[a]
Terceiro tratamento	Dia 3	38.97±0.05[a]	39.50±0.26[a]
	Dia 7	38.92±0.22[b]	39.50±0.26[a]
	Dia 11	38.98±0.15[a]	39.17±0.15[a]
Quarto tratamento	Dia 3	38.93±0.25[a]	39.23±0.06[a]
	Dia 7	38.98±0.19[a]	39.10±0.17[a]

[a],,,[bcd] Os sobrescritos entre grupos nas colunas diferem significativamente ($p<0,05$).

Quadro 4.5: Eficácia da ivermectina nos parâmetros hematológicos de caprinos naturalmente infestados com sarna

PRETREATME NT		PRIMEIRO		NT	SEGUNDO TRATAMENTO			TERCEIRO TRATAMENTO			TRATAMENTO	
		DIA 3	DIA 7	DIA 11	DIA 3	DIA 7	DIA 11	DIA 3	DIA 7	DIA 11	DIA 3	DIA 7
PCV (%)	11.40 ±1.67^{c} (11.67 ±1,53)^{c}	14,00 ±1,71^{c} (11,33± 2,08)^{c}	19,75 ±0,82^{c} (13,00 ±2,00)^{c}	14,25 ±2,06^{c} (14,00± 1,00)^{c}	14,7 ±1,71^{c} (14,23± 1,00)^{c}	27,74 ±3,37^{b} (14,33 ±1,53)^{c}	29,78 ±3,86^{b} (14,67 ±2,52)^{c}	30,00 ±2,16^{b}) (14,33 ±1,53)^{c}	31,25 2,25^{a} (14,33 2,08$^{c)}$	32.00 ±2.22^{a} (14.33 ±2.31$^{c)}$	30,75 ±1,83^{b} (14,00 ±1,00)^{c}	31.00 ±0.82^{a} (14.67 ±0,58)^{b}
HB (g/dl)	3,74 ±0,62^{a} (3,77± 0,15)^{a}	4.40 ±0.61^{a} (4.10± 0,20)^{a}	4,93 ±1,14^{a} (4,93± 0,78)^{a}	5,30 ±1,27^{a} (6,07± 0,85)^{a}	7.80 ±0.98^{a} (5.93± 0,60)^{a}	8,78 ±0,71^{b} (5,27± 0,81)^{c}	9,30 ±0,88^{b} (5,37± 1,01^{c})	9,55 ±0,89^{b} (5,13± 0,42)^{c}	10,23 ±0,65^{c} (5,07± 0,93^{c})	10.35 ±0.81^{c} (5.27± 0.67$^{c)}$	10.38 ±0.99^{c} (5.17± 0,61)^{c}	10.50 ±0.99^{d} (5.57± 0,76)^{c}
Hemácias (X10^{6} / hl)	6,04 ±1,55^{c} (7,20± 1,15)^{c}	6,95 ±0,48^{c} (7,07± 0,67^{c})	6.45 ±0.76^{c} (7.00± 0,46^{c})	6,28 ±1,13^{c} (6,27± 0,55$^{c)}$	11.0 ±0.96^{b} (6.10± 0,20)^{d}	12.05 ±0.97^{b} (5.27± 0,85)^{d}	12,73 ±0,97^{b} (5,63± 0,76$^{d)}$	11.82 ±1.83^{b} (5.30± 0,70)^{d}	10,96 ±1,66^{b} (6,37± 1,29$^{d)}$	10,30 ±1,62^{b} (6,30± 0,96^{c})	11.15 ±1,13^{b} (5,73±1,11^{d})	11.10 ±0.94^{b} (5.80± 1,05)^{d}
Leucócitos (X10^{3} / hl)	15,28 ±1,82^{a} (15,0± 1,63)^{a}	14,43 ±0,40^{a} (14,80± 0,56^{a})	14,40 ±0,37^{a} (14,7± 0,40^{a})	14,13 ±0,66^{a} (14,93± 1,01)^{a}	14,1 ±0,34^{a} (15,57± 0,87^{a})	13,30 ±0,41^{b} (16,90± 0,62^{c})	10,60 ±0,93^{b} (15,80 ±1,11)^{c}	8,13 ±1,06^{b} (17,00± 0,76)^{c}	8,78 ±0,56^{b} (15,70± 0,56^{c})	8,30 ±0,22^{b} (15,63± 0,35^{c})	8,05 ±0,13^{b} (16,47± 0,70^{c})	7,85 ±0,24^{b} (15,33± 0,81^{c})
EOS (x103/ hl)	4.40 ±0.89^{a} (4.67± 1,53^{a})	4.35 ±1.30^{a} (4.00± 1.00^{c})	4,25 ±1,50^{a} (5,00± 1.00^{a})	4,25 ±0,50^{a} (5,00± 1.00^{a})	2,25 ±0,50^{a} (5,33± 0,58^{a})	1,50 ±0,58^{a} (5,00± 1.00^{a})	1,25 ±0,50^{c} (5,00± 1.00^{a})	1,00 ±0,82^{c} (5,33± 1.16^{a})	1,00 ±0,82^{c} (5,33± 1,53^{a})	0,00± 0,00^{c} (6,00± 1.00^{a})	0,00 ±0,00^{c} (5,33± 0,58)^{a}	0,00 ±0,00^{c} (4,67± 2,08)^{a}

^{a,,,bcd} Os sobrescritos entre grupos nas colunas diferem significativamente ($p<0,05$)

O parêntesis indica os animais de controlo (não tratados).

Quadro 4.6: Eficácia da ivermectina na bioquímica sérica dos caprinos naturalmente infestados com sarna

PRETREATME NT		PRIMEIRO TRATAMENTO			SEGUNDO		ENT	TERCEIR	REATME	T	TRATAMENTO FORTE	
		DIA 3 DIA 7 DIA 11			DIA 3	DIA 7	DIA 11	DIA 3	DIA 7	DIA 11	DIA 3	DIA 7
P.T. (g/dL)	3.44± 0.23^{b} (3.53± 0,25^{b})	3.48± 0.29^{b} (3.37± 0,61^{b})	3.63± 0.28^{b} (3.73± 0,15^{b})	4.38± 0.40^{b} (4.03± 0,42^{b})	5.23± 0.40^{b} (4.70± 0,44^{b})	5,65± 0,57^{d} (4,27± 0,45^{a})	6.75± 0.26^{d} (4.63± 0,67^{a})	7.07± 0,14^{d} (4,70± 0,56)^{a}	7.33± 0,09^{b} (4,23± 0,31)^{a}	7.40± 0.08^{c} (4.23± 0,25^{a})	7,40± 0,08^{c} (4,37± 0,25^{a})	7,35± 0,06^{c} (4,17± 0,15^{a})
ALB (g/dl)	1.20± 0.07^{c} (1.23±0 .16^{c})	1.20± 0.22^{c} (1.03± 0,38^{c})	1.33± 0.25^{c} (1.30± 0,10^{c})	1.88± 0.26^{c} (1.60± 0,40)^{c}	2,30± 0,26^{c} (2,07± 0,21^{c})	2,50± 0,18^{b} (1,60± 0,10^{a})	2,55± 0,37^{b} (1,90± 0,46^{a})	2.90± 0,22^{b} (1,93± 0,31)^{a}	3.08± 0.09^{b} (1.67± 0,40^{a})	3.15± 0.06^{b} (1.77± 0,25^{a})	3.20± 0.08^{b} (1.93± 0,15^{a})	3.15± 0,06^{b} (1,53± 0,21)^{a}
GLO (g/dl)	2.24± 0.23^{c} (2.30±0.1 7^{c})	2,28± 0,15^{c} (2,33± 0,25^{c})	2.30± 0.08^{c} (2.43± 0,06)^{c}	2.48± 0.33^{c} (2.43± 0,16^{c})	2.93± 0.29^{c} (2.63± 0,35)^{c}	3,15± 0,39^{c} (2,67± 0,50^{c})	4.22± 0.14^{a} (2.73± 0,40^{b})	4.15± 0.19^{a} (2.77± 0,25^{b})	4.25± 0.06^{a} (2.57± 0,15)^{b}	4.25± 0.06^{a} (2.47± 0,25^{b})	4.20± 0.08^{a} (2.43± 0,16)^{b}	4.20± 0.08^{a} (2.63± 0,25^{b})
K (mmol/L)	5.80± 0.27^{a} (6.00±0 .10^{a})	5.82± 0.41^{a} (6.03± 0,21)^{a}	5,89± 0,19^{a} (5,93± 0,15^{a})	5,72± 0,07^{a} (5,83± 0,15^{a})	5,54± 0,18^{a} (5,97± 0,17^{a})	5,41± 0,14^{a} (5,98± 0,13^{a})	5,05± 0,19^{a} (5,90± 0,20^{a})	4,88± 0,12^{a} (24,30± 31,79)^{a}	4.69± 0.08^{a} (6.20± 0,36^{a})	4.65± 0.13^{a} (6.20± 0,20^{a})	4,68± 0,09^{a} (6,33± 0,40^{a})	4.43± 0.22^{a} (6.17± 0,25^{a})
NA (mmol/L)	154,3± 2,31^{b} (155,±0,7 5)^{b}	152,5± 1,18^{b} (153,8± 1,63)^{b}	153,4± 1,69^{b} (152,7± 0,92^{b})	151,6± 1,12^{b} (151,7± 0,56^{b})	149,4± 1,00^{b} (152,7± 1,23^{d})	147,2± 0,90^{b} (153,7± 0,77^{d})	144,0± 1,77^{a} (152,7± 1.21)^{d}	144,5± 0,79^{a} (152,4± 1,20^{d})	143,9± 1,42^{a} (152,5± 2,11)^{d}	143,3± 1,59^{a} (152,1± 0,70)^{d}	142,8± 1,31^{a} (153,2± 3,80^{d})	140,4± 1,95^{a} (153,2± 2,25^{d})
CL(mm ol/L)	115,0± 1,87^{c} (116,3± 1,53^{c})	114,0± 3,37^{c} (113,0± 1,00^{c})	112,5± 1,73^{c} (112,3± 0,58^{c})	111,3± 1,50^{c} (112,7± 0,58^{c})	108,3± 1,71^{c} (111,7± 1,53)^{c}	107,0± 1,41^{c} (113,0± 1,00^{c})	106.0± 1.63^{c} (113.0± 2,08^{c})	102,0± 0,82^{a} (112,7± 1.16^{b})	101,5± 1,29^{a} (112,7± 2,52^{b})	101,3± 0,96^{a} (112,7± 1,53)^{b}	101,5± 1,00^{a} (112,0± 1,00)^{b}	101,5± 1,71^{a} (112,3± 1,16^{b})

[b,c,d] Os sobrescritos entre grupos nas colunas diferem significativamente ($p<0,05$)

O parêntesis indica os animais de controlo (não tratados).

Pré-tratamento	Coçar e morder a pele, espessamento generalizado, alopecia e enrugamento do pelo da pele, formação de crostas, lesões de ácaros nos membros (Fig. 1).	Hiperqueratose, formação de crostas pesadas, fricção da pele contra a parede, alopécia e mau cheiro
Dia 11 após o primeiro tratamento	O prurido, o coçar e o morder cessaram, a hiperqueratose, as lesões causadas por ácaros, a formação de crostas e a alopecia	Alopécia, hiperqueratose, formação de crostas pesadas, prurido, lesões causadas por ácaros e mau cheiro.
Dia 3 do segundo tratamento	Observou-se uma rutura da crosta na região abdominal, o espessamento do revestimento cutâneo e a alopecia começaram a desaparecer, mas as feridas causadas pelos ácaros ainda estão	Alopécia, eritema, hiperqueratose, formação de crostas e prurido.
11° dia do segundo tratamento	Pelo normal, crostas totalmente quebradas, partes do corpo alopécicas agora com crescimento de pelo novo	hiperqueratose, formação de crostas pesadas, prurido, lesões causadas por ácaros e mau cheiro.
Dia 3 do quarto tratamento	Pelo liso e brilhante com evidência de crescimento total de pelo no corpo e lesões de ácaros completamente curadas. (Fig. 7).	Todas as lesões cutâneas apresentam odor desagradável e prurido

dos com sarna.

Parâmetros		Grupo Amitraz	Grupo de controlo
		Contagem de ácaros adultos	Contagem de ácaros adultos
Pré-tratamento	DOSC	94.40 ± 89.20^{a}	89.33 ± 10.26^{a}
Primeiro tratamento	Dia 3	86.00 ± 79.15^{a}	89.67 ± 9.71^{a}
	Dia 7	77.00 ± 37.27^{a}	93.00 ± 5.13^{a}
	Dia 11	63.00 ± 56.57^{a}	95.00 ± 7.94^{b}
Segundo tratamento	Dia 3	38.50 ± 41.86^{a}	97.67 ± 5.51^{b}
	Dia 7	32.00 ± 39.47^{b}	103.00 ± 6.08^{c}
	Dia 11	27.25 ± 36.58^{b}	116.00 ± 7.00^{c}
Terceiro tratamento	Dia 3	10.75 ± 15.59^{c}	117.00 ± 8.89^{c}
	Dia 7	3.00 ± 4.08^{d}	119.70 ± 6.81^{c}
	Dia 11	1.00 ± 1.41^{d}	125.30 ± 6.51^{c}
Quarto tratamento	Dia 3	0.00 ± 0.00^{d}	127.30 ± 4.62^{d}
	Dia 7	0.00 ± 0.00^{d}	132.30 ± 10.69^{d}

$^{a, b, c, d}$ Os sobrescritos entre grupos nas colunas diferem significativamente ($p<0,05$).
DOSC : Dias de recolha de amostras

adas com sarna.

Parâmetros		Grupo Amitraz	Grupo de controlo
		Contagem de ovos de ácaros	Contagem de ovos de ácaros
Pré-tratamento	DOSC	62.20±77.00[b]	43.00±18.08[a]
Primeiro tratamento	Dia 3	54.00±60.35[b]	48.33±16.01[a]
	Dia 7	35.50±20.38[b]	52.67±7.79[b]
	Dia 11	28.75±39.81[b]	54.33±12.50[b]
Segundo tratamento	Dia 3	14.00±18.92[b]	62.33 ±16.44[c]
	Dia 7	9.25±14.57[c]	67.67 ±17.79[c]
	Dia 11	5.75±9.54[c]	90.00 ±7.94[d]
Terceiro tratamento	Dia 3	1.75±2.36[d]	92.67 ±6.81[d]
	Dia 7	0.50±1.00[d]	95.33 ±4.04[d]
	Dia 11	0.28±0.50[d]	98.00 ±6.25[d]
Quarto tratamento	Dia 3	0.00±0.00[d]	103.00 ±9.17[d]
	Dia 7	0.00±0.00[d]	107.30 ±10.69[d]

[a b c d] Os sobrescritos entre grupos nas colunas diferem significativamente ($p<0,05$).
DOSC : Dias de recolha de amostras.

Quadro 4.10: Eficácia do Amitraz no tamanho do túnel epidérmico criado pelos ácaros que infestam as cabras.

Dias de recolha de amostras	**GRUPO AMITRAZ**		**GRUPO DE CONTROLO**	
	Altura do túnel (pm)	Túnel Diâmetro (pm)	Altura do túnel (pm)	Túnel Diâmetro (pm)
Pré-tratamento	280.00±44.64[a]	256.70±38.86[a]	256.7±38.86[a]	165.0±82.61[a]
Semana 1	239.00±80.42[a]	175.00±26.77[a]	258.3±34.03[a]	173.3±76.38[a]
Semana 2	256.30±50.06[a]	173.80±29.26[a]	266.7±25.17[a]	180.0±78.58[a]
Semana 3	225.00±33.91[a]	165.00±28.58[a]	268.3±22.50[a]	180.0±78.58[a]
Semana 4	226.30±30.92[a]	158.80±27.80[a]	273.3±22.55[b]	186.7±77.67[b]
Semana 5	216.30±33.51[a]	141.30±34.73[a]	278.3±25.66[b]	193.3±77.51[b]
Semana 6	203.80±26.86[a]	125.00±34.16[a]	286.7±15.28[b]	206.7±67.14[c]
Semana 7	190.00±21.60[b]	115.00±37.80[b]	303.3±15.28[c]	215.0±69.46[c]
Semana 8	167.50±19.36[b]	98.75±20.97[b]	306.7±11.55[c]	218.3±68.25[c]
Semana 9	130.00±29.44[c]	78.75±22.87[c]	311.7±7.64[d]	226.7±70.72[d]
Semana 10	96.25±21.36[c]	45.00±20.41[d]	316.7±2.89[d]	238.3±55.08[d]

[a,,,bcd] Os sobrescritos entre grupos nas colunas diferem significativamente ($p<0,05$)

Parâmetros		Grupo Amitraz	Grupo de controlo
		Temperaturaf'C)	Temperaturaf'C)
Pré-tratamento	DOSC	39.84 ± 0.32^{a}	39.23 ± 0.25^{a}
Primeiro tratamento	Dia 3	39.78 ± 0.17^{a}	39.27 ± 0.16^{a}
	Dia 7	39.35 ± 0.14^{b}	39.73 ± 0.39^{a}
	Dia 11	39.15 ± 0.24^{c}	39.73 ± 0.40^{a}
Segundo tratamento	Dia 3	38.90 ± 0.29^{c}	39.63 ± 0.25^{a}
	Dia 7	39.03 ± 0.90^{d}	39.87 ± 0.38^{a}
	Dia 11	39.00 ± 0.22^{b}	39.53 ± 0.25^{b}
Terceiro tratamento	Dia 3	39.08 ± 0.09^{a}	39.50 ± 0.26^{a}
	Dia 7	39.05 ± 0.13^{b}	39.50 ± 0.26^{a}
	Dia 11	38.93 ± 0.22^{a}	39.17 ± 0.15^{a}
Quarto tratamento	Dia 3	38.98 ± 0.09^{a}	39.23 ± 0.06^{a}
	Dia 7	38.90 ± 0.18^{a}	39.10 ± 0.17^{a}

$^{a, b, c, d}$ gU pe SrCr ipts entre grupos nas colunas diferiram significativamente ($p<0{,}05$).

Quadro 4.12: Eficácia do Amitraz nos parâmetros hematológicos dos caprinos naturalmente infestados com sarna

	PRETREATMENT	PRIMEIRO TRATAMENTO			SEGUNDO TRATAMENTO			TERCEIRO TRATAMENTO			TRATAMENTO	
		DIA 3	DIA 7	DIA 11	DIA 3	DIA 7	DIA 11	DIA 3	DIA 7	DIA 11	DIA 3	DIA 7
PCV (%)	12,80 ±4,82^{c} (11,67 ±1,53)^{c}	11,75 ±3,30^{c} (11,33 ±2,08)^{c}	13,75 ±1,26^{c} (13,00 ±2,00)^{c}	15,75 ±2,22^{c} (14,00± 1,00)^{c}	16,50 ±1,73^{c} (14,23± 1,00)^{c}	16,25 ±2,22^{c} (14,33 ±1,53)^{c}	16,50 ±1,29^{c} (14,67 ±2,52)^{c}	19,00 ±1,63^{c} (14,33 ±1,53)^{c}	23,25 ±4,19^{d} (14,33 ± 2,08)^{c}	26.00 ±2.58^{d} (14.33 ±2.31$^{c)}$	30,50 ±0,58^{d} (14,00 ±1,00)^{c}	29,25 ±1,71^{d} (14,67 ±0,58)^{b}
HB (g/dl)	4,68 ±1,98^{a} (3,77 ±0,15)^{a}	4,20 ±1,33^{a} (4,10 ±0,20)^{a}	4,38 ±0,83^{a} (13,00 ±2,00)^{c}	6,08 ±0,46^{a} (6,07 ±0,85)^{a}	6,78 ±1,26^{a} (5,93 ±0,60)^{a}	6,93 ±0,77^{a} (5,27 ±0,81)^{c}	7,85 ±1,52^{b} (5,37 ±1,01)^{c}	8,73 ±1,01^{b} (5,13 ±0,42)^{c}	9,53 ±1,04^{b} (5,07 ±0,93^{c})	9,45 ±0,67^{b} (5,27 ±0,67)^{c}	9,63 ±1,00^{b} (5,17 ±0,61)^{c}	9,55 ±0,84^{b} (5,57 ±0,76)^{c}
Hemácias (X10^{6} / hl)	4,74 ±3,39^{c} (7,20 ±1,15)^{c}	5,63 ±1,55^{c} (7,07 ±0,67^{c})	6,28 ±1,32^{c} (7,00 ±0,46)^{c}	6,50 ±0,74^{c} (6,27±0.55 c)	8,30 ±2,32^{c} (6,10 ±0,20)^{d}	9,45 ±0,99^{a} (5,27 ±0,85)^{d}	8,80 ±0,68^{a} (5,63 ±0,76)^{d}	10,30 ±0,58^{a} (5,30 ±0,70)^{d}	10,18 ±2,61^{a} (6,37 ±1,29^{d})	10,48 ±1,01^{a} (6,30 ±0,96^{c})	10,40 ±0,80^{a} (5,73 ±1,11^{d})	10,20 ±0,90^{a} (5,80 ±1,05)^{d}
Leucócitos (X10^{3} / hl)	14,58 ±1,82^{a} (15,0 ±1,63)^{a}	14,75 ±1,22^{a} (14,80 ±0,56^{a})	15,38 ±0,62^{a} (14,7 ±0,40)^{a}	14,95 ±0,79^{a} (14,93 ±1,01)^{a}	14,93 ±1,18^{a} (15,57 ±0,87^{a})	13,83 ±0,43^{a} (16,90 ±0,62^{c})	13,70 ±0,29^{a} (15,80 ±1,11)^{c}	11,81 ±3,11^{b} (17,00 ±0,76)^{c}	9,95 ±2,56^{b} (15,70 ±0,56^{c})	9,15 ±1,81^{b} (15,63 ±0,35^{c})	8,65 ±0,26^{c} (16,47 ±0,70^{c})	8,48 ±0,36^{c} (15,33 ±0,81^{c})
EOS (X10^{3} / hl)	4,20 ±1,58^{a} (4,67 ±1,53)^{a}	4,00 ±1,26^{a} (4,00 ± 1,00)^{c}	3,75 ±0,96^{a} (5,00 ±1,00)^{a}	3,50 ±1,29^{a} (5,00 ±1,00^{a})	3,75 ±0,50^{a} (5,33 ±0,58^{a})	3,50 ±0,58^{a} (5,00 ±1,00^{a})	2,75 ±1,71^{a} (5,00 ±1,00)^{a}	1,50 ±0,58^{b} (5,33 ±1,16^{a})	1,00 ±0,82^{b} (5,33 ±1,53^{a})	0,25 ±0,50^{b} (6,00 ±1,00^{a})	0,25 ±0,50^{b} (5,33 ±0,58)^{a}	0,25 ±0,50^{b} (4,67 ±2,08)^{a}

$^{a, b, c, d}$ gU pe SrCr ipts entre grupos nas colunas diferiram significativamente (p<0,05)

O parêntesis indica os animais de controlo (não tratados).

Quadro 4.13: Eficácia do Amitraz nos parâmetros bioquímicos dos caprinos naturalmente infestados com sarna

PRETREATMENT		PRIMEIRO TRATAMENTO			SEGUNDO TRATAMENTO			TERCEIRO TRATAMENTO			TRATAMENTO FORTE	
		DIA 3	DIA 7	DIA 11	DIA 3	DIA 7	DIA 11	DIA 3	DIA 7	DIA 11	DIA 3	DIA 7
P.T. (g/dl)	2,34 ±1,12^{a} (3,53± 0,25)^{b}	3,28 ±0,65^{a} (3,37± 0,61)^{b}	3,60 ±0,65^{a} (3,73± 0,15)^{b}	3,98 ±0,57^{a} (4,03± 0,42^{b})	4.05 ±0.39^{a} (4.70± 0,44^{b})	4.63 ±0.29^{a} (4.27± 0,45)^{a}	5.68 ±0.82^{b} (4.63± 0,67)^{a}	5.75 ±0.58^{b} (4.70± 0,56)^{a}	6.52 ±0.29^{b} (4.23± 0,31)^{a}	7.05 ±0.13^{b} (4.23± 0,25)^{a}	7.08 ±0.21^{b} (4.37± 0,25)^{a}	7.30 ±0.08^{b} (4.17± 0,15)^{a}
ALB (g/dl)	0,72 ±0,24^{c} (1,23± 0,16)^{c}	1.18 ±0.29^{c} (1.03± 0,38)^{c}	1.25 ±0.24^{c} (1.30± 0,10)^{c}	1.55 ±0.44^{c} (1.60± 0,40)^{c}	1,73 ±0,22^{c} (2,07± 0,21)^{c}	1.83 ±0.09^{c} (1.60± 0,10)^{a}	2.00 ±0.42^{c} (1.90± 0,46)^{a}	2,43 ±0,25^{c} (1,93± 0,31)^{a}	2.55 ±0.21^{b} (1.67± 0,40^{a})	2.95 ±0.17^{b} (1.77± 0,25)^{a}	2.90 ±0.14^{b} (1.93± 0,15)^{a}	3,10 ±0,08^{b} (1,53± 0,21)^{a}
GLO (g/dl)	1,82 ±0,81^{c} (2,30± 0,17)^{c}	2.10 ±0.36^{c} (2.33± 0,25)^{c}	2.35 ±0.44^{c} (2.43± 0,06)^{c}	2.43 ±0.21^{c} (2.43± 0,16)^{c}	2,33 ±0,19^{c} (2,63± 0,35)^{c}	2,80 ±0,22^{c} (2,67± 0,50)^{c}	3,68 ±0,49^{d} (2,73± 0,40^{b})	3.33 ±0.46^{d} (2.77± 0,25)^{b}	3,98 ±0,34^{d} (2,57± 0,15)^{b}	4.10 ±0.14^{d} (2.47± 0,25^{b})	4.18 ±0.13^{d} (2.43± 0,16)^{b}	4.20 ±0.08^{d} (2.63± 0,25)^{b}
K (mmol /L)	5,94 ±0,29^{a} (6,00± 0,10)^{a}	5,83 ±0,51^{a} (6,03± 0,21)^{a}	5.71 ±0.28^{a} (5.93± 0,15)^{a}	5.75 ±0.25^{a} (5.83± 0,15)^{a}	5.57 ±0.29^{a} (5.97± 0,17)^{a}	5.57 ±0.13^{a} (5.98± 0,13)^{a}	5.40 ±0.13^{a} (5.90± 0,20)^{a}	4,98 ±0,13^{a} (24,30± 31,79)^{a}	4.95 ±0.27^{a} (6.20± 0,36)^{a}	4.95 ±0.17^{a} (6.20± 0,20^{a})	4.90 ±0.16^{a} (6.33± 0,40)^{a}	4.85 ±0.18^{a} (6.17± 0,25)^{a}
NA (mmol /L)	152.90 ±0.94^{b} (155.± 0,75)^{b}	153.10 ±1,42^{b} (153,8±1, 63)^{b}	151,50 ±0,77^{b} (152,7± 0,92^{b})	151,90 ±0,69^{b} (151,7± 0,56^{b})	150,60 ±0,88^{b} (152,7± 1,23)^{d}	150.50 ±0,89^{b} (153,7± 0,77)^{d}	149,90 ±1,26^{b} (152,7± 1,21)^{d}	147,60 ±1,39^{c} (152,4± 1,20^{d})	147.00 ±1.30^{c} (152.5± 2.11)^{d}	145,60 ±0,67^{c} (152,1± 0,70)^{d}	145,10 ±1,30^{c} (153,2± 3,80)^{d}	143,30 ±1,53^{c} (153,2± 2,25)^{d}
CL (mmol /L)	113,40 ±2,07^{c} (116,3± 1,53)^{c}	112,80 ±1,89^{c} (113,0± 1,00)^{c}	112.30 ±0.96^{c} (112.3± 0,58)^{c}	112,00 ±0,82^{c} (112,7± 0,58)^{c}	110,50 ±1,29^{c} (111,7± 1,53)^{c}	110,30 ±0,96^{c} (113,0± 1,00)^{c}	109,80 ±1,71^{c} (113,0± 2,08)^{c}	108,00 ±0,82^{c} (112,7± 1,16)^{b}	107,10 ±20,25^{c} (112,7± 2,52^{b})	104.80 ±2,22^{b} (112,7± 1,53)^{b}	102,80 ±1,71^{b} (112,0± 1,00)^{b}	102.00 ±0,82^{b} (112,3± 1,16)^{b}

$^{b,c\,\&d}$ Os sobrescritos entre grupos nas colunas diferem significativamente ($p<0,05$)

O parêntesis indica animais de controlo (não tratados)

Quadro 4.14: Eficácia do Amitraz na lesão grosseira em caprinos naturalmente infestados com sarna

Dias de avaliação da lesão	**GRUPO AMITRAZ**	**GRUPO DE CONTROLO**
Pré-tratamento	Odor fétido no corpo, espessamento generalizado da pele, alopecia, mordedura e coçar vigorosos da pele, formação de crostas pesadas e lesões causadas por ácaros.	Hiperqueratose, formação de crostas pesadas, fricção da pele contra a parede, alopécia e mau cheiro
Dia 11 após o primeiro tratamento	Mordedura e coçar vigorosos, alopécia, espessamento da pele e enrugamento, formação de crostas pesadas, odor desagradável e lesões causadas por ácaros nos membros	Alopécia, hiperqueratose, formação de crostas pesadas, prurido, lesões causadas por ácaros e mau cheiro.
Dia 3 do segundo tratamento	O prurido e o odor desagradável ainda persistem, a hiperqueratose e a formação de crosta pesada ainda estão presentes com várias lesões de ácaros nos membros.	Alopécia, eritema, hiperqueratose, formação de crostas e prurido.
11º dia do segundo tratamento	A comichão tinha cessado, o cheiro desagradável já não se sentia, mas havia crostas, a pele estava mais espessa e enrugada e a alopecia ainda estava presente.	Hiperqueratose, formação de crostas pesadas, prurido, lesões causadas por ácaros e mau cheiro.
Dia 3 do quarto tratamento	Observou-se uma quebra da crosta nos membros, no abdómen e na cabeça. O espessamento da pele, o enrugamento e o eritema estão a desaparecer, mas as lesões de ácaros ainda estão presentes nos membros posteriores.	Todas as lesões cutâneas apresentam odor desagradável e prurido
Dia 30 do quarto tratamento	As crostas romperam-se completamente, sendo visível o crescimento de pêlos no corpo e a pele é normal e macia, com uma ferida de ácaro cicatrizada na zona interdigital. (Fig. 8)	Todas as lesões cutâneas apresentam odor desagradável e prurido

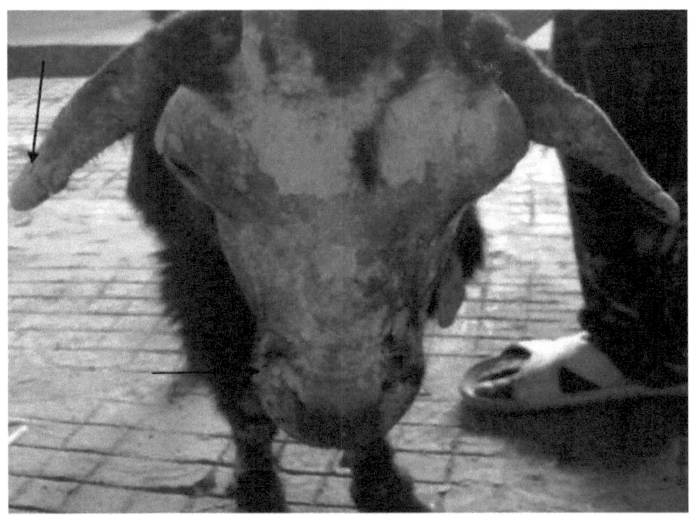

Fig 1: Rugas e espessamento da pele, formação de crostas pesadas e alopécia na cabeça e na orelha num dos animais do grupo da ivermectina antes do tratamento. (Setas pretas).

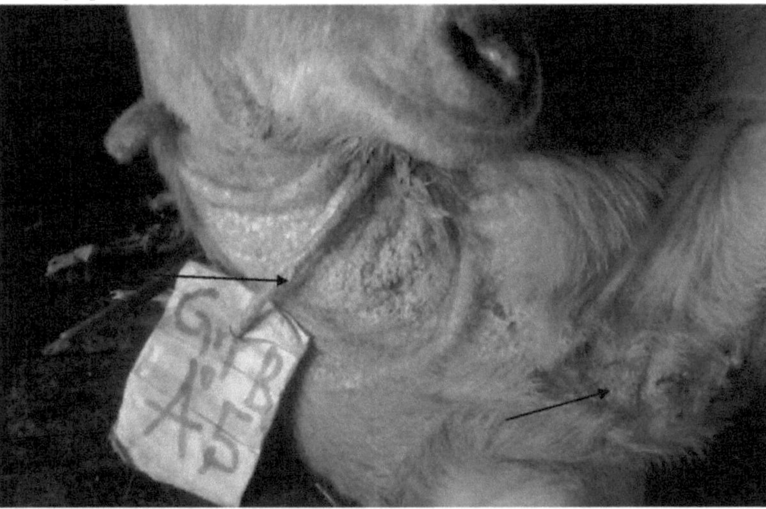

Fig 2: Hiperqueratose, formação de crostas e alopécia na região do pescoço e do peito de um dos animais do grupo do amitraz antes do tratamento (setas pretas).

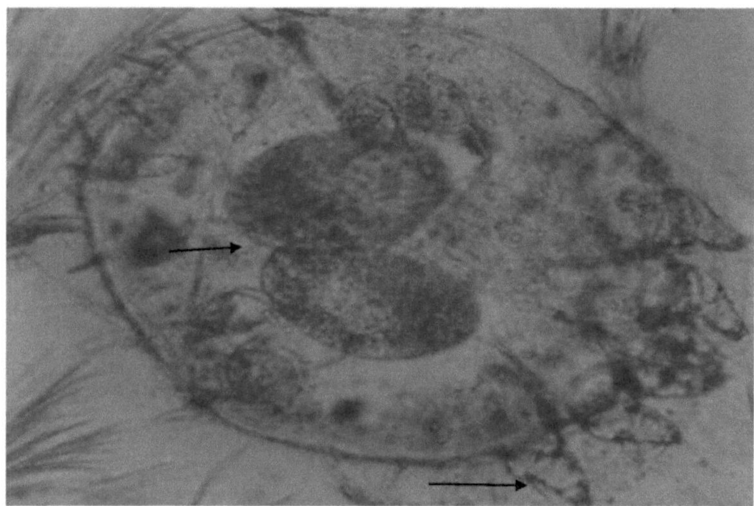

Fig 3 : Fêmea ovígera *de sarcoptes scabie var caprae* com corpo oval a redondo, dorsalmente convexo, semelhante a uma tartaruga, coberto de espinhos e escamas triangulares, em que apenas os dois primeiros pares de patas sobressaem para além da margem do corpo, como se vê no grupo da ivermectina.

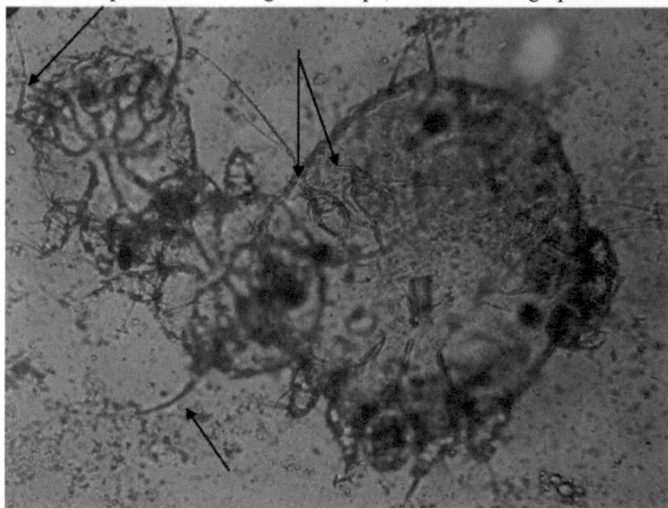

Fig. 4: Infestação intensa no grupo do amitraz antes do tratamento, com o ácaro fêmea a apresentar cerdas longas no terceiro e quarto pares de patas, enquanto o macho apresenta cerdas longas no terceiro par de patas (vista ventral, setas pretas).

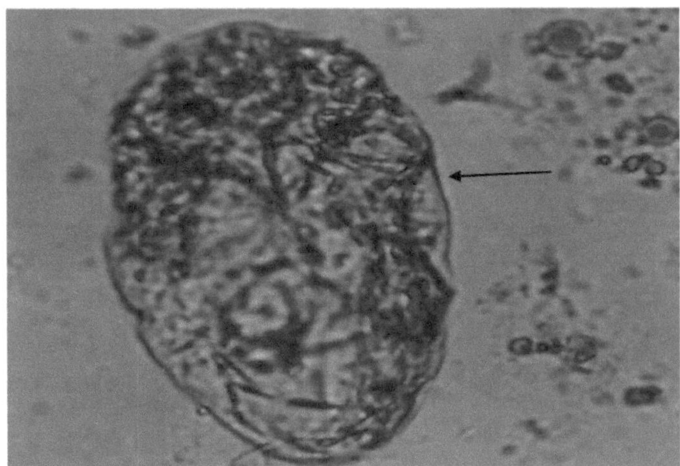

Fig 5 : Ovo contendo larva que está prestes a eclodir visto em ambos os grupos antes do tratamento (seta preta).

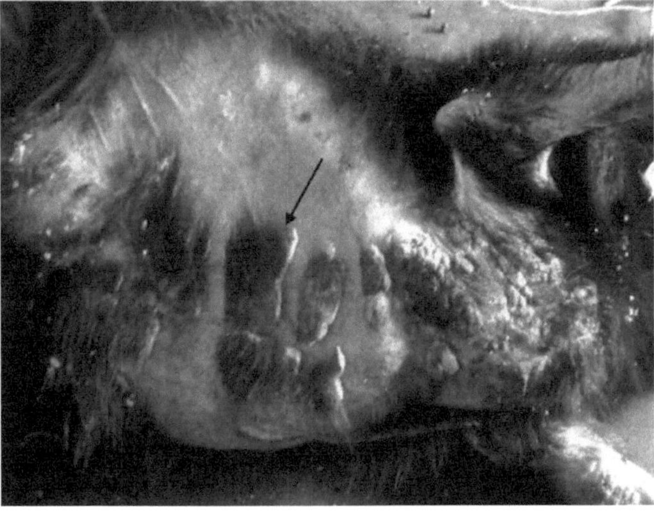

Fig. 6: Rutura da crosta no abdómen, espessamento da pele e enrugamento que desaparecem após o tratamento com ivermectina no terceiro dia do segundo tratamento.

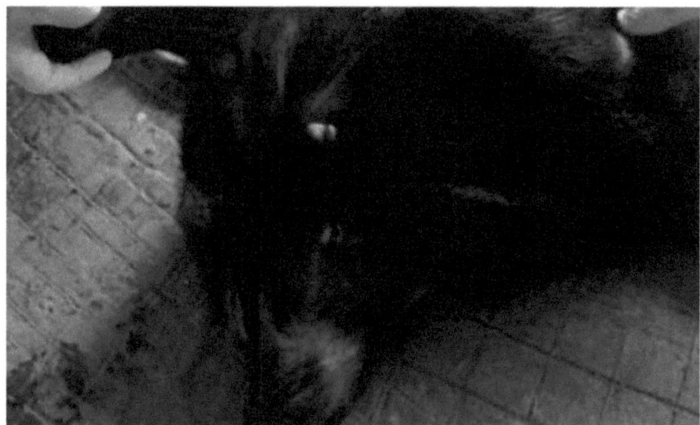

Fig. 7: Feridas de ácaros completamente curadas nos membros, com pele lisa e brilhante visível no abdómen ventral e na glândula mamária no terceiro dia de tratamento com ivermectina.

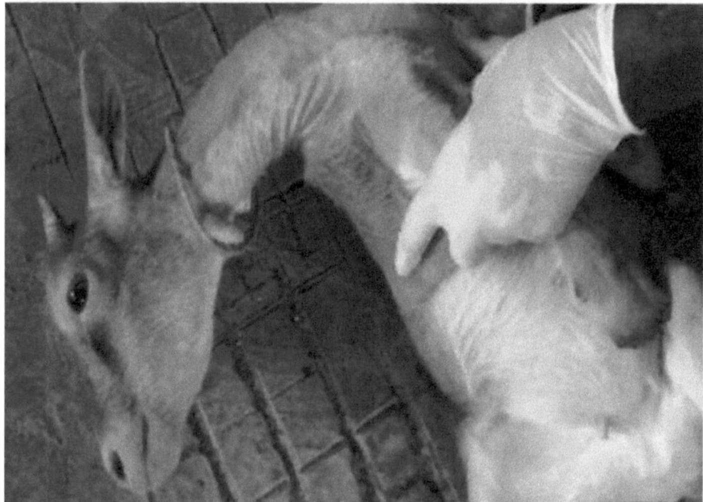

Fig. 8: recuperação completa ao 30º dia de tratamento com amitraz, com pele lisa e crescimento total de pêlos no pescoço, peito e abdómen, que anteriormente eram alopécicos

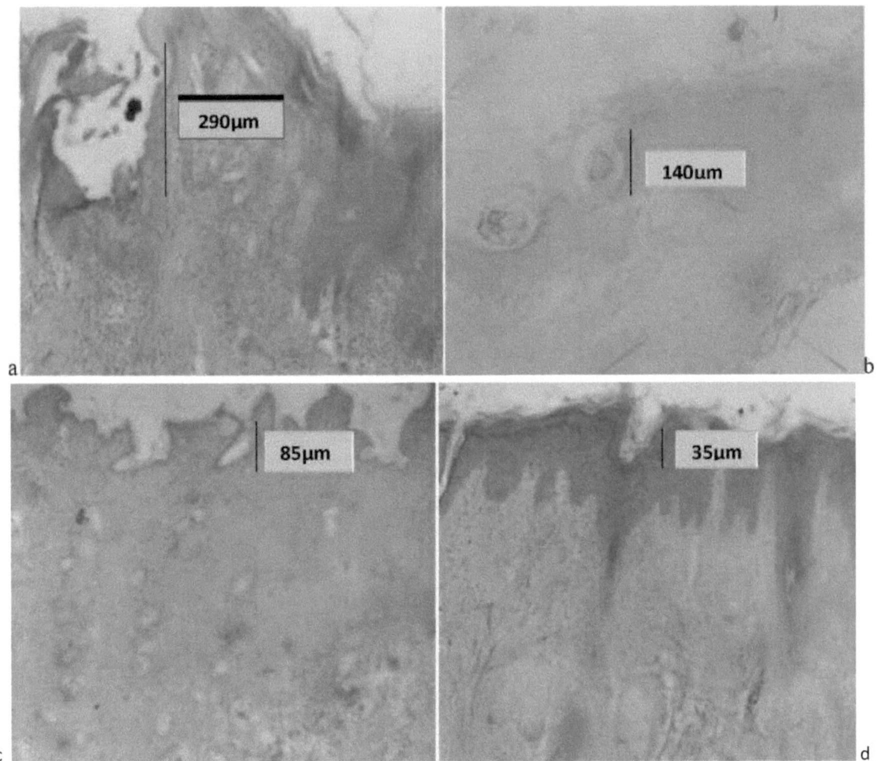

Fig 9 (a-d): a. Secção de biópsia da pele antes do tratamento com escoriação e uma grande altura do túnel epidérmico medindo 290pm. b. Secção de biópsia da pele na semana 4, altura do túnel epidérmico medindo 140pm. c. Secção de biópsia da pele na semana 7, outras lesões histológicas devidas a reacções inflamatórias ainda estão presentes, mas a altura do túnel epidérmico reduziu para 85pm. Secção de biopsia da pele na semana 10 de tratamento, a altura do túnel epidérmico reduziu-se para 35pm no grupo da ivermectina (Hematoxilina & Eosina).

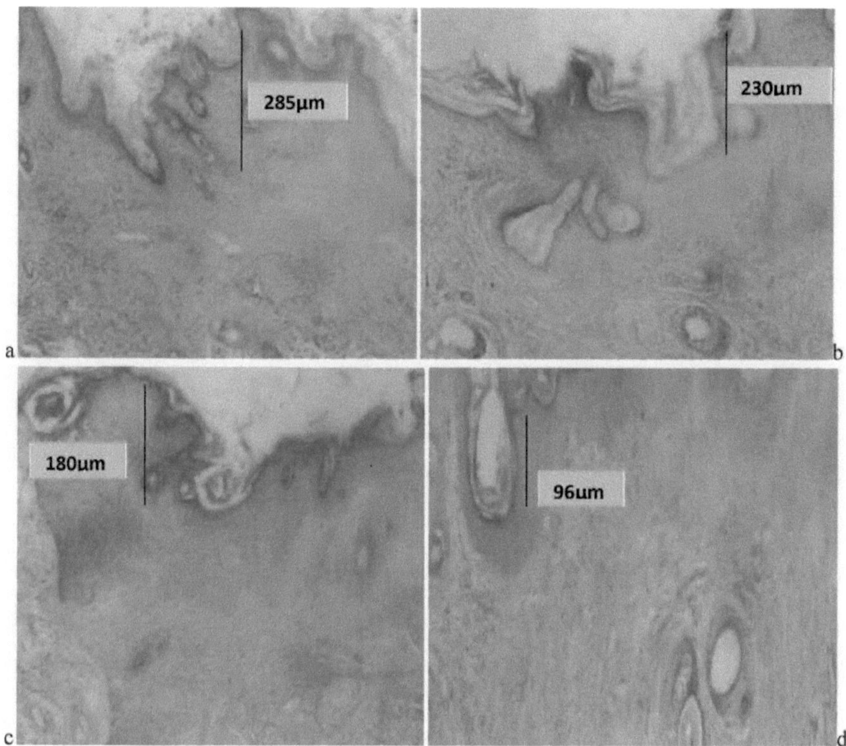

Fig 10(a-d): a. Secção de biópsia da pele antes do tratamento no grupo do amitraz com escoriação, hiperqueratose e altura do túnel epidérmico medindo 285pm.b. Secção de biópsia da pele na 4ª semana de tratamento, altura do túnel epidérmico medindo 230pm. c. Secção de biópsia da pele na 7ª semana com ácaro contendo túnel epidérmico ainda presente medindo 180pm. d. Secção de biópsia da pele na 10ª semana de tratamento, altura do túnel epidérmico medindo 96pm (Hematoxilina & Eosina).

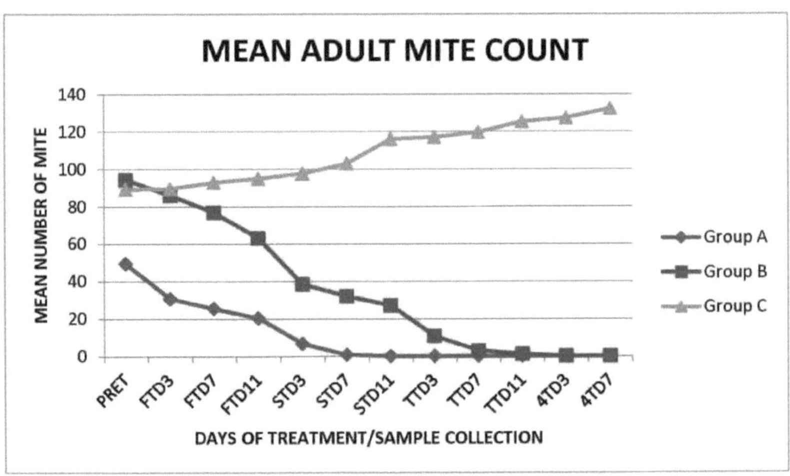

Fig. 11: Contagem média de ácaros adultos em cabras infestadas com sarna.
PRET: pré-tratamento. FTD3: primeiro dia de tratamento 3.FTD7: primeiro dia de tratamento 7. FTD11: primeiro dia de tratamento 11. STD3: segundo dia de tratamento 3. STD7: segundo dia de tratamento 7: STD11: segundo dia de tratamento 11. TTD3: terceiro dia de tratamento 3. TTD7: terceiro dia de tratamento 7. TTD11: terceiro dia de tratamento 11. 4TD3: quarto dia de tratamento 3. 4TD7: quarto dia de tratamento 7.

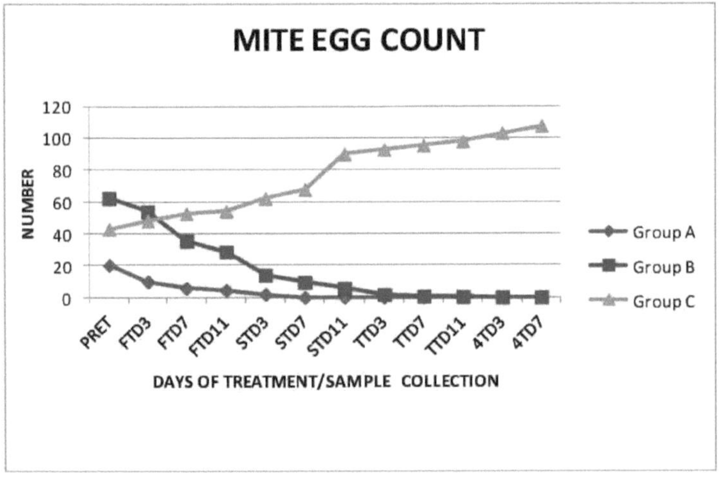

Fig. 12: Contagem média de ovos de ácaros em cabras infestadas com sarna.

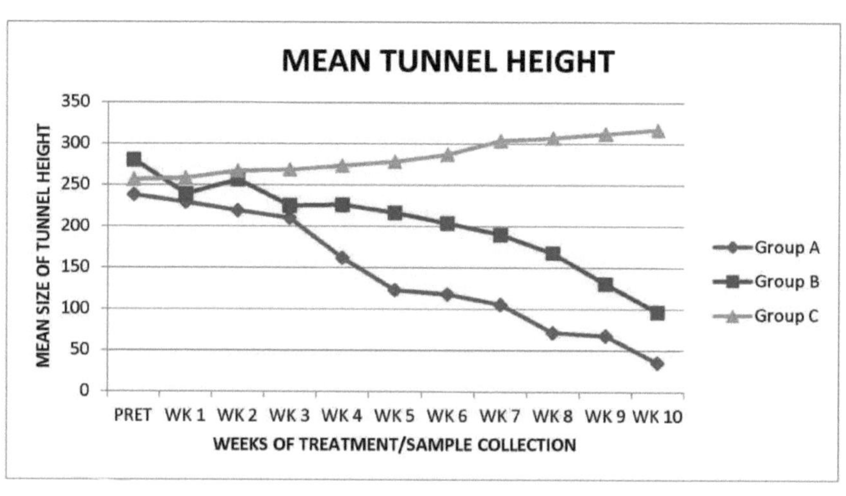

Fig. 13: Altura média do túnel dos caprinos infestados de sarna.

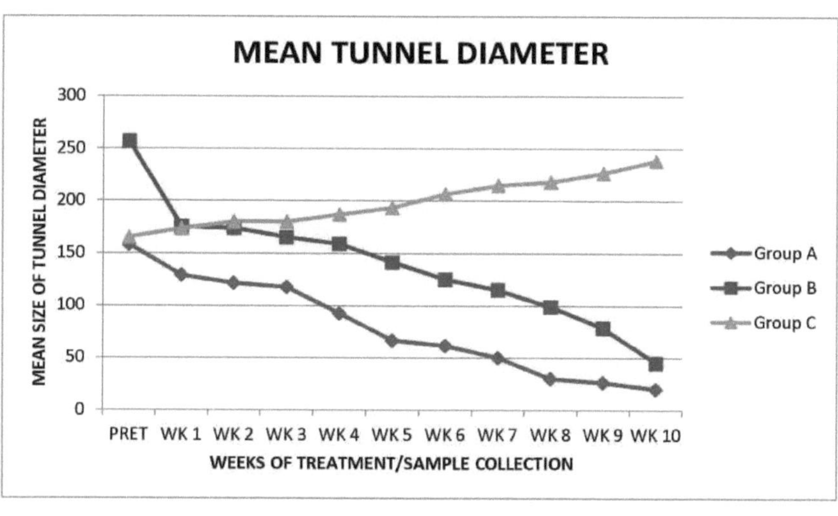

Fig. 14: Diâmetro médio dos túneis dos caprinos infestados de sarna.

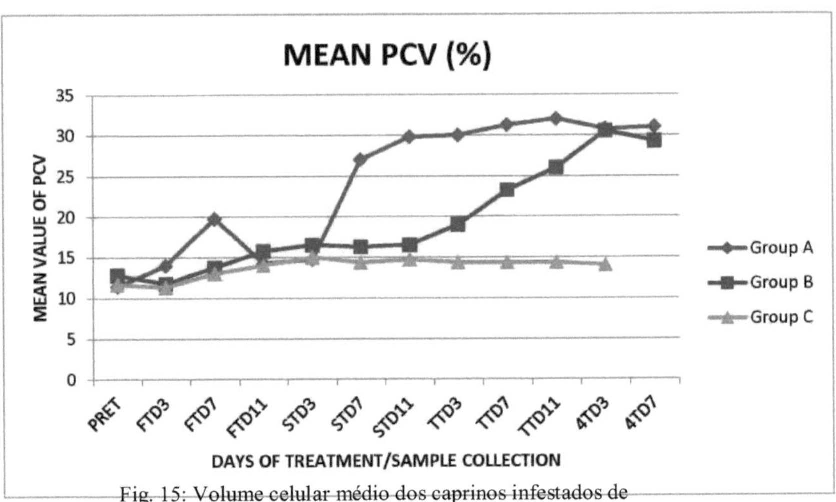

Fig. 15: Volume celular médio dos caprinos infestados de sarnas.

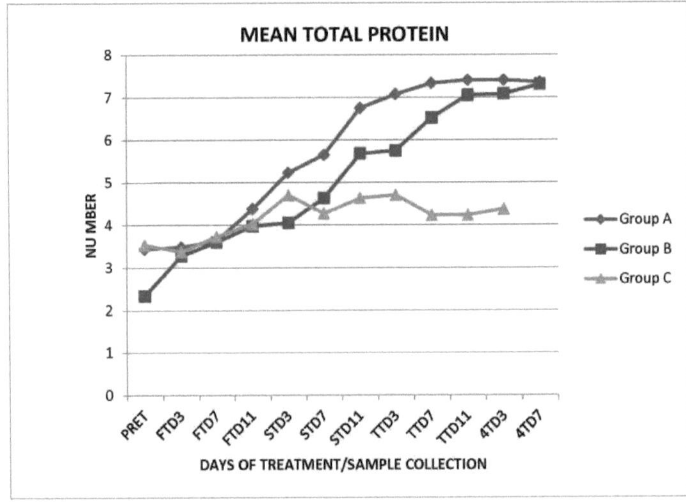

Fig. 16: Proteína total média dos caprinos infestados de sarna.

CAPÍTULO CINCO

5.0DISCUSSÃO E CONCLUSÕES

Sarcoptes scabiei foi a única espécie de ácaro encontrada infestando todas as cabras utilizadas neste estudo, o que é semelhante à conclusão de Aikten, (2007) que observou que a sarna sarcóptica causada por *Sarcoptes scabiei var caprae* é a causa mais comum de sarna em cabras e é encontrada em partes do corpo dos animais com pouco pelo, como a cara e as orelhas.

A infestação por *sarna sarcóptica* nos caprinos é uma doença altamente contagiosa, debilitante e económica, que constitui um grande constrangimento na agricultura e que se propaga rapidamente dentro de um rebanho por contacto direto e causa danos graves na pele, criando tocas dentro da epiderme, o que leva a uma baixa produtividade e à morte dos animais (Morris *et al.*,1996; Oladeji, 2006 ; Radostits *et al,* 2007).

O tratamento sistémico com ivermectina e a utilização tópica de amitraz demonstraram ser eficazes no tratamento da infestação de sarna sarcóptica em caprinos, uma vez que reduzem significativamente a intensidade do parasitismo nos animais infestados. (Manurung *et el.,* 1990; Curtis, 1999; Daramola *et al,* 2003).

A investigação pré-tratamento deste estudo revelou lesões grosseiras e histopatológicas graves na epiderme dos caprinos naturalmente infestados com *Sarcoptes scabie* em todos os grupos, o que levou a efeitos estéticos e físicos adversos graves na qualidade da pele dos animais, uma vez que a cura destas lesões se fez através da formação de cicatrizes visíveis na pele, o que está de acordo com a observação de Gbolagade *et al*., (2009) e Nektarios *et el,* (2011).

Os numerosos túneis epidérmicos com alturas e diâmetros variáveis que foram observados em todos os grupos devem-se possivelmente à capacidade de escavação destes ácaros na pele, uma vez que se alimentam de fluidos dos tecidos e põem continuamente ovos nestes túneis, o que resulta em irritação e consequente coçar, levando a inflamação e exsudação que se formam na pele, tal como também foi observado por Moris *etal,* (1996); Aitken, (2007) e Nektarios *etal,* (2011).

No entanto, as cabras tratadas com ivermectina e as tratadas com amitraz recuperaram e mostraram melhorias significativas na redução da contagem de ácaros adultos e no aspeto do pelo da pele após o tratamento, uma vez que se observou uma melhoria rápida no grupo tratado com ivermectina, em comparação com o grupo tratado com amitraz, no qual se verificou uma redução acentuada das tocas epidérmicas após 4 semanas de tratamento, uma vez que a ivermectina eliminou todas as fases dos ácaros da pele e as lesões grosseiras desapareceram no 11.º dia do segundo tratamento, Isto está de acordo com o trabalho de Leon-Viz caino *et al,* (2001) em cabras selvagens e Alayande *et al,* (2002) em cabras anãs da África Ocidental, que observaram que houve uma diminuição acentuada do número médio de ácaros adultos aos 7 dias após o tratamento com ivermectina em cabras e, ao 14.º dia após o tratamento, quase todas as cabras estavam curadas da infestação.

No entanto, neste estudo, as cabras anãs da África Ocidental tratadas com amitraz tópico mostraram uma recuperação completa após o quarto tratamento, o que está de acordo com as conclusões de Yathiraj, *et al,* (1990), que referiram que o amitraz produziu resultados eficazes no tratamento da sarna localizada e generalizada após aplicação tópica e com um número de tratamentos que variou entre 3 e 10 para que os casos voltassem à normalidade clínica e os ácaros fossem eliminados. Isto implica que a ivermectina, por ser sistémica, é mais rápida no seu modo de ação e livra eficazmente a pele das cabras da infestação de ácaros, neutralizando também a histamina libertada pelas células destruídas devido a estes ácaros que se enterram, aliviando assim as cabras tratadas. Também neste estudo, o tratamento tópico com amitraz, por outro lado, produziu os resultados desejados no grupo B, mas a um grau mais lento, e duas das cabras deste grupo mostraram sinais de toxicidade após o terceiro e o quarto tratamento com amitraz, tal como Jackson *et al.* (1983) e Nektarios *et al.* (2001) observaram que os acaricidas tópicos, para além de resultarem em efeitos tóxicos, também têm taxas de eficácia baixas.

Além disso, a redução acentuada dos parâmetros hematológicos e bioquímicos de todos os caprinos infestados, que mostra uma diminuição do volume de células compactadas, da contagem de eritrócitos e do nível de hemoglobina antes do início do tratamento, é indicativa de anemia devido à capacidade de consumo de sangue dos ácaros da sarna e à diminuição do conteúdo celular no sangue após a infestação (Sharma *et al.,* 1990; Hafeez *et al,* 2007), enquanto a leucocitose observada se deve provavelmente à escoriação da pele do animal, que permite a penetração de microrganismos invasores que provocam a produção de leucócitos nos caprinos, e a diminuição do nível de proteínas séricas, albumina e globulina observada se deve provavelmente ao facto de *o sarcopte scabie* se infiltrar continuamente e sugar o fluido dos animais infestados com sarna, tal como referido por Adejinmi *et al.*,(2000). No entanto, o volume celular, a contagem de glóbulos vermelhos e a concentração de hemoglobina aumentaram, ao passo que o nível de glóbulos brancos diminuiu em ambos os grupos de tratamento, situando-se estes parâmetros dentro da gama de valores obtidos para cabras WAD normais e saudáveis após a recuperação.

Isto implica que o tratamento com estes acaricidas restaura eficazmente a qualidade do sangue dos animais, uma vez que as hemácias com hemoglobina têm a função de transportar oxigénio para os tecidos do corpo, o que fornece energia aos animais, permitindo-lhes assim alimentar-se eficazmente e ganhar peso. (O nível mais baixo de leucócitos observado nos grupos de tratamento, em comparação com o controlo, indica uma redução da carga de sarna. Foi relatada uma resposta imunitária mais elevada após a recuperação de uma infestação por sarna, que se pensa estar associada à libertação maciça de antigénio devido à morte síncrona destes ácaros. (Akomas *et al.,* 2011).

O tratamento com ivermectina sistémica é seguro, fácil de utilizar e preferível, uma vez que a utilização produziu um resultado mais rápido e seguro devido ao facto de a ivermectina, sendo sistémica, atingir a sua biodisponibilidade mais rapidamente do que o tratamento tópico com amitraz, uma vez que estes produtos químicos tópicos (acaricidas) tendem a ser propensos à resistência, produzem efeitos tóxicos, são entediantes na sua aplicação e também podem causar riscos para a saúde dos seres humanos.

REFERÊNCIAS

1. Adejinmi, J.O., Alayande, M.O., Sadiq, N.A., e Adejinmi, O.O. (2000). Síndrome clínico, parâmetros hematológicos e bioquímicos de cabras naturalmente infestadas com sarna (Sarcoptes scabiei). Tropical Animal Production. Invest. 3 pp: 29 - 34.
2. Adu, I.F., e Ngere, L.O. (1979). The indigenous sheep in Nigeria. World Review of Animal Production 15(3): 51-62.
3. Agin, H., Calkavur, S., Uzun, H., e Bak, M. (2004). Envenenamento por amitraz: achados clínicos e laboratoriais. Indian Pediatrics, 41(5), 482 - 486.
4. Aitken, I.D., 2007. Disease of Sheep, 4ª edição. Black well Publishing, Edinburgh, pp: 326-330.

5. Akinboade, O.A.(1982). Estudos sobre a infestação de ácaros da sarna em ovinos e caprinos na região sudoeste da Nigéria. Nig. Journal Animal Production. 9(2), 74- 79.

6. Akerejola, O.O, Schillhorn Van Veen, T.W. e Njoku, C.O. (1979). Doenças dos ovinos e caprinos na Nigéria: Uma análise das perdas económicas. Boletim de Saúde e Produção Animal em África, 27(1): 65-69.

7. Akomas, S.C., Obijuru, O.C., e Herbert, U.(2011). Alterações hematológicas e serológicas após o tratamento com Ivermectina em cabras da África Ocidental infestadas com sarna. Avanços em Biologia Ambiental, 5(9): 2557 - 2560.

8. Alayande, M.O., Adejimi, J.O., Sadiq, N.A., and Akinboade O.A.(2002) Effect of Ivermectin on Various Stages of Sarcoptes scabiei Mange in Clinically Infested WAD goats. Tropical Vet. 20(2), 112 - 116.

9. Ames, D. R., e Insley, L.W. (1975). Wind-chill effect for cattle and sheep (Efeito de vento frio para bovinos e ovinos). J. Anim. Sci. 40:161-165.

10. Bancroft, J.D., e Harry, C.C., Manual of Histological Techniques and their Diagnostic Application. 2nd Edn., Singapura. Longman Singapore Publisher, 1994. 1-4.

11. Bates, P.G. (1999) Inter- and intra-specific variation within the genus *Psoroptes* (Acari: *Psoroptidae).* Veterinary Parasitology; 83:201-17.

12. Bayou, K., (1998). Controlo das doenças de pele dos ovinos e caprinos. In: By Ian, B.C. and Bayou, B. (Eds.) Proceedings of control of sheep and goat skin diseases for improved quality of hide and skin, FAO,Addis Ababa, pp: 13-20.

13. Blood, D.C., Radostits, O.M., and Handerson, J.A. Sarcoptic mange (Barn itch). In: Veterinary Medicine. A textbook of the disease of cattle, sheep, pigs, goats and horses (Um livro didático das doenças dos bovinos, ovinos, suínos, caprinos e equinos). Editado por Blood, D.C 1983(6TH Edition).The English Language Book Society and Bailliere and Tindall pp 1965-1966.

14. Bonsall, J.L., e Turnbull, G.J. (1983). Extrapolação de dados de segurança para a gestão de envenenamento com referência ao amitraz e ao xileno. Human Toxicology Textbook.

15. Brown, P.M.(1977). Problemas toxicológicos associados ao fabrico de triazapentadienes. Actas

da Sociedade Real de Medicina, 70 (1), 41-43.

16. Campbell, W.C., Fisher, M.H., Stapley, E.O., Albert-Schonberg G., e Jacobs, T.A.(1983) Ivermectin: a potent new antiparasitic agent. Science. 22: 823-825.

17. Chen, A.C., He, H., e Davey, R.B. (2007). Mutação num gene putativo do recetor de octapamina em carraças de gado resistentes ao amitraz. Veterinary Parasitology, 148(3-4), 379-383.

18. Corta, E., Bakkali, A., Berrueta,L.A., Gallo, B., e Vicente, F. (1999). Cinética e mecanismo de hidrólise do amitraz em meio aquoso por HPLC e GC-MS, Talanta, 48(1), 189 - 199.

19. Curie, B.J., Harumal, P., McKinnon, M., Walton, S.F., 2004. Primeira documentação de resistência à ivermectina in vivo e in vitro em Sarcoptes scabiei. Clin. Infect. Dis. 39, 8-12.

20. Curtis RJ. Amitraz no controlo de ectoparasitas não ixodídeos do gado. Veterinary Parasitology 1985; 18: 251-64.

21. Daramola, J.O., Adeloye, A.A., Fatoba, T.A., e Soladoye, A.O. (2003).Parâmetros hematológicos e bioquímicos de cabras WAD. Departamento de Produção Animal, Universidade de Ilorin, Nigéria, pp :1-9.

22. Demissie, A.B., Siraw, K., Teferi, T., Sertse, G., Mamo, D., Mekonnen, e Shimelis,S. (2000). Mange; A Disease of Growing Threat for the Production of Small ruminants in Amhara Regional State. In proceeding of the opportunities and challenges of goat production in East Africa, uma conferência realizada de 10 a 12 de novembro de 2000 na Universidade de Debub, Hawassa, Etiópia.

23. DiCerbo, A. R., Manfredi, M. T., Zanzani, S e Stradiotto, K. (2010). Infeção gastrointestinal em explorações caprinas na Lombardia (Norte de Itália): análise da comunidade e distribuição espacial dos parasitas. Small Ruminant. Res. 88:102-112.

24. Dominguez, O.J., Maldonada,R.R., e Tamayo,S.L. (1977). Transmissão experimental de sarna devido a Sarcoptes scabiei var. camos do homem para o cão. Vet. Máxico, 8: 37-41.

25. FDLPCS.(1992) Nigeria Livestock Resources. Volume 2: Síntese Nacional. Departamento Federal de Pecuária e Serviços de Controlo de Pragas, Abuja, Nigéria.

26. Folz, S.D., D.D. Kratzer, R.D. Conklin, L.H. Nowakowski, T.J. Kakuk & D.I. Retor. 1983.

Chemotherapeutic treatment of naturally scquired generalized demodicosis. *Veterinary Parasitology*. 13: 85-93.

27. Foreyt W.J.(1997) Contact transmission of psoroptic mange from bighorn to Stone sheep (Transmissão por contacto da sarna psoróptica de ovinos selvagens para ovinos de pedra). Journal of Wildlife Diseases .;33(3):664-5.
28. Geary, T.G.(2004) The changing landscape of antiparasitic drug discovery for veterinary medicine. Trends Parasitology. 20, 449-455
29. Gefu, J.O.(**2002**). Considerações socioeconómicas sobre a produção de pequenos ruminantes. In: Lakpini,C.A.M.,Adamu,A.M., Edoche,O.W. e Gefu, J.O.(eds). Manual for Small Ruminant Production in Nigeria. Instituto Nacional de Investigação da Produção Animal, Universidade Ahmadu Bello, Zaria, Nigéria. Pp.8-11.
30. Geurden T, Deprez P, Vercruysse J. Treatment of sarcoptic, psoroptic and chorioptic mange in a Belgian alpaca herd. Registo Veterinário 2003; 153: 331-2.
31. Grohmann,L., Blenau,W., Erber,J., Ebert,P.R., Strunker,T., e Baumann, A. (2003). Caracterização molecular e funcional de um recetor de octopamina do cérebro de abelha. Journal of Neurochemistry, 86(3), 725 - 735.
32. Harrison, I.R.(1973). 1,3,5- Triazapenta- 1, 4- dienos: Aspectos químicos de um novo grupo de pesticidas. Pesticide. Science. 4: 901.
33. Hollingworth, R.M. (1976). Química, actividades biológicas e utilizações do pesticida formamidina. Environmental Health Perspectives, 14(4), 57 - 69.
34. Jackson, P. G. G. Richards, H. W e Lloyd, S. "Sarcoptic mange in goats," *Veterinary Record,* vol. 112, no. 14, p. 330, 1983.
35. Kahn, C.M, Line, S. (2006). Psoroptic Mange in sheep and goats. (sheep scab); The Merck veterinary manual. Whitehouse Station, NJ: Merck and Company.
36. Lastras, M. E., Pastor, J., I. Marco, M., Ruiz, e Lavin, S. (2000). Efeitos da sarna sarcóptica sobre as proteínas séricas e os níveis de imunoglobulina G em camurças *(Rupicapra pyrenaica)* e íbex espanhol *(Caprapyrenaica)*. Veterinary Parasitology 88: 313-319.

37. Luis Leon-Vizcaino, Maria Jose' Cubero, Emilio Gonzalez-Capitel, Miguel Angel Simon, Linarejos Perez, M. Rocio Ruiz de Ybanez, Juana M. Ortiz, Monica Gonzalez Candela e Francisco Alonso(2001), experimental ivermectin treatment of sarcoptic mange and establishment of a mange-free population of spanish ibex. *Journal of Wildlife Diseases,* 37(4), 2001, pp. 775-785

38. Manurung, J., P. Stevenson, Beriajaya e M.R. Knox. 1990. Use of Ivermectin to control sarcoptic mange in goats in Indonesia. Tropical Animal Health Production. 22: 206- 212.

39. McClintock, J. (1983). O que faz com que os níveis de oferta dos sectores pecuários africanos se alterem? Documento de trabalho LPU da ILCA no. 2.

40. Morris D.O., and Dunstan R.W. A Histomorphological study of Sarcoptic acariasis in the dog: 19 cases. Journal of American Animal Hospital Association. 1996.Vol 32(2): pp 119-124.

41. Mullen, G.R e Durden, L.A.(2002). Medical and Veterinary entomology.Elsevier Science,USA, pp: 591.

42. Nektarios D. Giadinis, Rania Farmaki, Nikilaos Papaioannou, Elias Papadopoulos, Harilaos Karatzias e Alaxander F. Koutinas. Eficiência da moxidectina num rebanho caprino com sarna sarcóptica crónica e generalizada. Veterinary Medicine international.2011.

43. Nawathe, D. R., A. S. Sohael e I. Umo (1985). Gestão sanitária de um efetivo leiteiro no planalto de Jos (Nigéria). Bull. Animal Health Production Africa 33: 199-205.

44. Niznikowski, R., Martyniuk, E., e Kuznicka, E. (1998). Relatório nacional sobre a criação de ovinos e caprinos na Polónia. In: Sandor Kukovics (Ed), Actas do workshop 'Sheep and Goat Production in Central and Eastern European Countries' realizado em Budapeste, Hungria, dezembro de 1997.

45. Nwoha, R. I. O., (2011) Um relato de caso sobre sarna numa cabra. Clinical Reviews and Opinions Vol. 3(5), pp. 51-54.

46. Obinne, J.I.,Moemeka, A.P e Mmereole, F.U.C. (2006).Op.cit *Journal of Agriculture and Social Research,* Vol. 6, No. 2, pp.23-31.

47. O'Brien D.J. (1999). Treatment of psoroptic mange with reference to epidemiology and history (Tratamento da sarna psoróptica com referência à epidemiologia e à história). Vet

Parasitol.;30;83(3-4):177-85.

48. Okewole, E.A.(1997). Efeito da suplementação alimentar na gestão da sarna sarcóptica caprina utilizando a ivermectina como tratamento. Actas e resumos do 34th Congresso Nacional Anual. Associação Médica Veterinária da Nigéria, pp.2

49. Okunlola, O.O., Amuda, A.J. e Ayanwamide, F.M., (2010). Perceção dos agricultores sobre a criação de gado no Estado de Oyo: A Case Study of Small Ruminant Farmers. Proc. 35ª Conf., Sociedade da Nigéria para a Produção Animal. Em: Ozung, P. O., Nsal, E. E., Ebegbulem, V.N.L e Ubua, J.A. The Potentials of Small ruminant Production in Cross River Rain Forest Zone of Nigeria: A Review

50. Oladeji, J.O. (2006).Socio-economic aspects of the management of mange disease by small ruminant farmers in Ido Local Government area of Oyo State, Nigeria. Journal of Agriculture, Forestry and the Social Sciences. Vol. 4 (1) 2006: pp. 75-79

51. Olbricht,(2003) Técnicas de biópsia da pele e excisões básicas. In: Dermatology, 1st edition,Bolognia, JL, Rapini, RP, et al (Eds), Mosby, London. p.2269.

52. Omura, S. e Crump, A. (2004) A vida e os tempos da ivermectina - uma história de sucesso. Nat. Rev. Microbiol. 2, 984-989

53. Ozung, P. O., Nsa, E. E., Ebegbulem, V. N. e Ubua, J. A. (2011). Os potenciais da produção de pequenos ruminantes na zona de floresta tropical de Cross River da Nigéria: A Review, Continental Journal of Animal and Veterinary Research 3 (1): 33 - 37,

54. Pangui, L. J., J. Belot e A. Angrand. 1991. Incidence de la gale sarcoptique chez le moutona Dakar et essai comparatif de traitement. Revuede Me' decine Ve' te' rinaire 142: 65-69.

55. Paradis, M.(1986). Ivermectin in small animal dermatology: in Kirk, R.W. (ed): *Kirk's Current Veterinary Therapy X: Small Animal Practice.* Philadelphia, WB Saunders, pp 560-562.

56. Phillips, C.J.C. (2005).The effect of external parasites and their control on the welfare of Livestock center for Animal welfare and Ethics. Escola de Ciências Veterinárias, Universidade de Queensland, pp: 63.

57. Pugh, D.G.,(2002). Sheep and Goat medicine. 1st Edn., W.B. Saaunders Company,

Philadelphia, pp:468.

58. Radostits OM, Gay CC, Hinchcliff KW, e Constable PD (2007). Veterinary Medicine: A text book of the diseases of cattle, sheep, goats, pigs and horses, 10th Edn. Londres: Bailliere Tindall, 1608-1609.

59. Sargison, N,. Diagnóstico diferencial e tratamento da sarna ovina. In Pract. 1995:17: 3-9.

60. Smith,K.E., Wall, R., Berriatua, E., French, N.P.(1999). Os efeitos da temperatura e da humidade na sobrevivência fora do hospedeiro de *Psoroptes ovis* e *Psoroptes cuniculi.* Vet Parasitol.;83:265-75.

61. Sreedevi, C. e Lakshmi Rani, N.(2012). Forma clínica da sarna corióptica em caprinos.

62. Departamento de Parasitologia Veterinária, NTR College of Veterinary Science, SVVU, Gannavaram, Andhra Pradesh, Índia. Journal of veterinary Science and Technology Volume 1, pg 5-8.

63. Tarallo, V.D., Lia, R.P., Sasanelli M., Cafarchia C., Otranto D.(2009). Eficácia do Amitraz mais Metaflumizona para o tratamento da demodicose canina associada à Malassezia pachydermatis. Parasit Vectors, 2(1).

64. Terrill, C.E.(1983). Reproduction des ruminants en zone tropicale. Pointe-a-Pitre (F.W.I.), 8-10 Jun. Ed. INRA Publ., 1984.

65. Van den Broek A.H, Huntley J.F,(2003): Sheep scab: the disease, pathogenesis and control. J Comp Path, 128:79-91.

66. Vera, M.(2005) Proper use of Ivermectin in cat, Steenberge ASPCA Animal Poison Control Center Urbana, Illinois, Veterinary technician, pp 211

67. Winrock International (1983). Ovinos e caprinos nos países em desenvolvimento: O seu presente and Potential Role. A World Bank Technical Paper, Winrock Int Morrilton, Arkansas, U.S.A,72110 - 9537.

68. Woodruff, H.B. e Burg, R.W. (1986) The antibiotics explosion. In Discoveries in Pharmacology, Vol. 3 ,Parnham, J. and Bruinvels, J., eds Elsevier, pp. 338-341.

69. Organização Mundial da Saúde Animal (2008): Manual de testes de diagnóstico e vacinas para

animais terrestres, Paris: OIE; Mange.

70. Yeruham, I., S. Rosen, A. Hadani, e A. Nyska (1996). Sarna sarcóptica em ruminantes selvagens em jardins zoológicos em Israel. Journal of Wildlife Diseases pp 32: 57-61.

71. Zamri-Saad, M., A. Kamalhizat, e W. M. Kamil (1990). Effect of ivermectin on sarcoptic mange lesions of goats. Tropical Animal Health Production pp 22: 144-145.

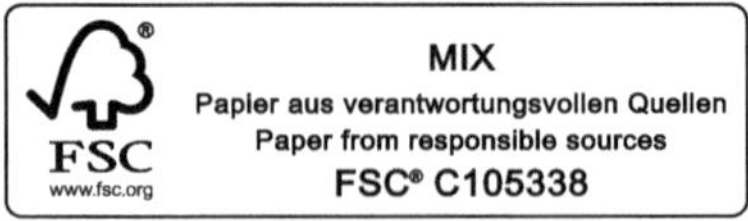

Printed by Books on Demand GmbH, Norderstedt / Germany